教えることの基本となるもの

「看護」と「教育」の同形性

目黒 悟

SATORU MEGURO

メヂカルフレンド社

はじめに

　本書は、臨床で教育の役割を担っている皆さんと一緒に、「教える」とはどのようなことなのか、教育的なかかわりの本質を学ぶことができればという思いから書き下ろしたものです。

　これまで上梓してきた『看護教育を拓く授業リフレクション』『看護教育を創る授業デザイン』『看護の学びを支える授業デザインワークブック』の3冊は、おかげさまで看護や看護教育に携わる大勢の方に読んでいただくことができました。その一方で、臨床で教育の役割を担っている皆さんからは、この3冊の根底にある「教育」や「教えるということ」についての基本的な考え方をわかりやすく解説した"教える人にとってのバイブル"になるような本を書いてほしいという希望が多く寄せられるようになってきました。そうした希望に応えるかたちで出版の運びとなったのが本書『教えることの基本となるもの』です。

　「看護の貧しさは教育の貧しさ、教育の豊かさは看護の豊かさ」ということは、これまでも機会があるたびにお話ししてきましたが、この本が、皆さんの豊かな教育的なかかわりだけでなく、豊かな看護を実現していくうえでの手がかりとなれば、著者としてはこれに勝る喜びはありません。多忙な日常のなかでもしばし立ち止まり、何が大切なことなのか、教育的なかかわりの本質について共に学んでいきましょう。

　本書の執筆にあたっては、長年、看護教員や臨床看護師の授業リフレクションに関する研究を共に推進してきた永井睦子先生に、拙稿に目をとおしていただき貴重なご意見をいただきました。この場を借りてあらためて感謝いたします。また、編集の労をとってくださったメヂカルフレンド社の田村和美さん・羽鹿敦雄さん、本書の出版までの橋渡しをしてくださった高橋克郎さんに心より感謝いたします。

2016年7月

目黒　悟

Contents

第1章 教えることを学び始める前に …………… 1

1. 教えることについての自分の今を知る …………… 2
   - Column イメージマップとは …………… 8
2. 自分自身の経験が拠り所になるということ …………… 9

◇◆◇

第2章 教育についての一般的理解を超えて
…… 17

1. ひとくちに「教える」「育てる」とはいうけれど …………… 18
2. 教えるとはどのようなことなのか …………… 29
   - Column 「見せる」も独話!? …………… 37

◇◆◇

第3章 「看護」と「教育」の同形性 ………… 39

1. 自分のなかに「教育観」を育てる …………… 40
2. 実践家のまなざしはどこに向けられているのか …………… 53
   - Column 「看護基礎教育」と「卒後教育」の接続 …………… 60

第4章 教育的なかかわりの場の特徴 …… 61

1. 「相互性」の場であるということ …………………………… 62
2. 「一回性」の場であるということ …………………………… 74
   Column 「教える人」に対して行われてきたフィードバック ……… 82
3. 「方向」が織りなす場であるということ …………………… 83

◇◆◇

第5章 教えることの基本となるもの …… 91

1. 指導が指導になるとき・ならないとき …………………… 92
2. 対象を理解するということ ………………………………… 115
3. 教育的なかかわりの「方向」を明確にする ……………… 129
   Column "他人事"の教えるから、"自分事"の教えるへ ………… 133

◇◆◇

第6章 教えることをとおして自分も育つ …… 135

1. 教える人としての学びと成長に向けて …………………… 136
2. 共に学び、共に育つ、実践家の共同体へ ………………… 143

◇◆◇

索引 …………………………………………………………………… 147

表紙・本文デザイン／STUDIO DUNK

第 1 章
教えることを
学び始める前に

教えることについての自分の今を知る

役割としての「教育」

　看護師の皆さんにとって、教えるということはどのように受け止められているのでしょうか。

　皆さんはこれまでの看護の実践をとおして、さまざまな看護の経験を積み重ねてきたことでしょうし、「看護」についてはさまざまな学習の機会もあったのではないかと思います。けれども、あらためて「教育」についてじっくり腰を据えて学ぶ機会がどれほどあったかと振り返ってみると、ほとんどなかったか、あったとしても各都道府県などの看護協会で行われている研修会や、自分の施設で行われる院内研修への参加など、驚くほどわずかな機会にすぎなかったのではないでしょうか。それでも、数か月にわたる実習指導者講習会や看護教員養成講習会に参加する機会に恵まれれば、ある程度まとまった期間を「教育」についての学びに費やすこともできるでしょうが、参加できる人数には限りがあるのも現実です。つまり、多くの看護師の皆さんにとって教えるということは、よくわからない不安や戸惑いのなかで始まり、自信のないまま手探りの状態のなかで年月が積み重ねられていくことになるのでしょう。こうして、多くの施設や養成所での役割としての「教育」が担われているのだと思います。

　この本では、そうした皆さんと一緒に、「教育」について学び、その本質を問い直してみることをとおして、教えることの基本となるものがどのようなものなのかを明らかにしていきたいと思っています。

「教育」についてのイメージ

それでは、これから教えるとはどのようなことなのかを学び始める前に、現時点で自分は教えるということをどのように受け止めているのか、「教育」について自分自身がもっているイメージを確かめておくことにしましょう。この本を読み進めていくうえでも、教育的なかかわりの本質を見つめ直していくためにも、何はともあれ、教えることについての自分の今を知ることが出発点になると思うからです。そこで皆さんには、イメージマップをつくってみてもらえたらと思います。

図1はイメージマップをつくるときに使うワークシートで、何らかのテーマについて自分自身が抱いているイメージを確かめるときに用いるものです。ここでは、このイメージマップを使って、「教育」について自分自身がもっているイメージを確かめてみようと思います。

図1　イメージマップ

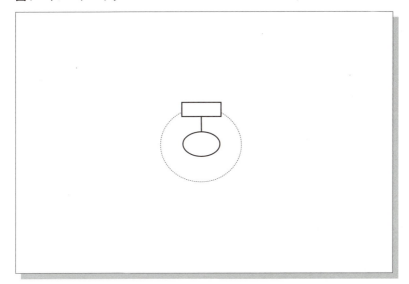

▶ イメージマップの準備

最初に図1を見本にワークシートを用意してください。大きさはA4程度、図1を拡大コピーしても、白紙の紙かノートに、中央の図形をフリーハンドで描いてもらってもかまいません。

用意ができたら中央の楕円のなかに、テーマを書き入れます。ひとくちに「教育」といっても広すぎるので、自分の役割に応じたテーマにしてみるといいと思います。たとえば、今、プリセプターとして新人にかかわっているということであれば「新人教育」、あるいは実習指導者として学生にかかわっているということであれば「学生指導」、これからプリセプターや実習指導者になるという人も、自分の役割に応じてテーマを選んでください。また、教育担当者や主任・師長など、役割によっては「スタッフ教育」とか「後輩指導」といったように呼び方も変わってくるでしょうから、今その役割についている人も、これからつく予定の人も、自分に一番しっくりくるテーマを一つ決めて、それを中央の楕円のなかに書き入れてください。

▶ イメージマップの作成

テーマの記入が終わったら、さっそくイメージマップをつくってみましょう。つくり方は簡単です（図2）。

まず、「新人教育」「学生指導」「スタッフ教育」など、自分がテーマに選んだ楕円のなかのことばを見て、最初に頭に思い浮かんだことを、なるべく一言（単語あるいは短文）で表し、楕円からまっすぐ上に伸びた線の先にある長方形のなかに書き込みます。そして、そこから思い浮かんだことを枝を伸ばして書き込み、さらにそこから思い浮かんだことを枝を伸ばして書き込むというように、思いつくままにどんどん枝を伸ばして書き出していきます。

図2　イメージマップのつくり方

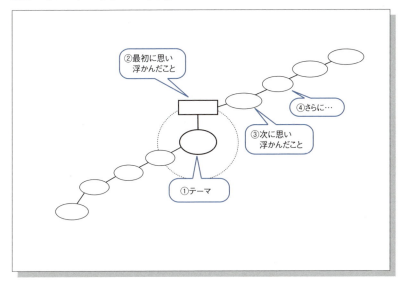

　こうして、枝を伸ばしていきますが、もうこれ以上思い浮かばなくなったら、再び中央の楕円のなかに記入したテーマに戻って、そこから思い浮かんだことを点線の円の上に書き出し、さらにそこから思い浮かんだことを枝を伸ばしてどんどん書き出していきます。そして、行き詰まったら、また中央のテーマに戻ってというように、この作業を繰り返します。もし、作業の途中で枝分かれさせたくなったら、そうしてもかまいません。また、枝と枝をつなぎたくなったら、それをしてもよいでしょう。特にこうあらねばならないということはないので、難しく考えずに、自由に枝を伸ばしたり、つないだりしてみてください。

　作業の時間は10分〜15分程度が目安です。無理やりことばを引っ張り出す必要はありませんから、できたところまでで差し支えありません。あまり枝が伸びないようなときは、早めに切り上げてもよいでしょう。もちろん時間にゆとりがあるのなら、納得のいくまで枝を伸ばして、イメージマップを完成させてもかまいません。

▶ **イメージマップの確認**

できあがったら、自分のつくったイメージマップを確認してみます。まず、全体を眺めてみてください。どんな枝が長く伸びているでしょうか。そこには、どんなことばが連なって表れているでしょうか。

そして、「このあたりは、自分のこれまでのこういう経験と結びついているんだな」とか、「このことばの連なりを見ていると、自分のなかにこういう気持ちがわき起こってくるな」というように、気づいたことがあればペンの色を変えてその部分を括り、メモしておきます（図3）。

この作業は5分程度でかまいません。一通り確認が終わったら、イメージマップの余白に今日の日付を入れて、自分が選んだテーマ（新人教育、学生指導、など）について、現時点で自分のもっているイメージとして確かめられたことを、箇条書きでもよいので書きとめておきます。

図3　イメージマップの確認

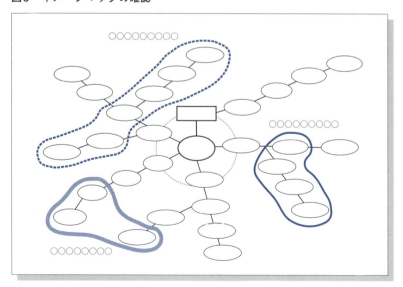

教えることの学びに向けての出発点

　さて、イメージマップをつくってみて、どうだったでしょうか。自分自身が役割として担うことになった、あるいはこれから担うことになる「教育」について知識や考え方だけでなく、なかには思いや気持ちがあふれ出ている人もいるのではないでしょうか。

　自分のつくったイメージマップを眺めてみて、思いがけず自分のなかに「教育」をポジティブにとらえている部分をがあることを発見した人もいるかもしれませんし、予想以上に全体がネガティブなトーンに覆われていて少し落胆している人もいるかもしれません。けれども、そこに現れているのが、ほかでもない、あなた自身の今なのです。

　ですから、それがよいとかわるいとかということではなく、それをひとまず自分の今として知っておいてほしいと思います。そこを出発点に、これから教えるとはどのようなことなのかを一緒に学んでいきましょう。そして、できれば、この本を読み終わったあとに、あるいは半年後、1年後、実際に教えるということを経験してみたあとに、もう一度、同じテーマでイメージマップをつくってみて、今ここでつくったイメージマップと見比べてみてください。教えることについて学んでいくなかでは、今、自分が「教育」について抱いているイメージも変化していく可能性も十分にあるからです。

　この意味で、イメージマップはそれを見比べてみることで、自分自身の変化や成長を確かめる道具にもなりうるわけです。ですから、今ここでつくったイメージマップは大切に保管しておきましょう。

　また、できれば院内研修や病棟などの学習会の場を使って、このようなイメージマップの作成にみんなで取り組んでみるのもいいと思います。参加者各自がつくったイメージマップを交流することで、人はこういうふうに考えるんだとか、こういうところは自分と重なっていて、こういうところが違うんだというように、自分のイメージをよりはっきり

とさせることにもつながるからです。

　私も研修会で参加者の皆さんによくやってもらうことがあるのですが、テーマから思い浮かんだ最初の一言に「大変」「難しい」「めんどうくさい」と書いた人のなかには、そこから枝を伸ばしていくと、なんだかマイナーな気分になってしまうこともあるようです。けれども、お互いに交流してみて、大いに重なり合う部分があると、「なんだ、私だけじゃないんだ」というように、少し気持ちも変わってくると思います。あるいは、自分にはなかった視点にふれて、逆に自分の視野を広げさせてもらえることもあるでしょう。時には、たくさん枝が伸びている人と比べて、自分のイメージマップのことばの少なさに恥ずかしくなってしまう人もいるかもしれませんが、だからといって「自分はイメージが貧困だ」と嘆く必要はありません。大事なのはイメージマップに現れたことばの数ではなく、そこに現れたことばの意味ですし、人と自分とは同じではないということなのです。むしろ、そのこと自体が自分自身の今であり、教えることの学びに向けての出発点だといってもよいでしょう。

　仲間と共に学ぶということは、このように互いの違いや重なり合うところにふれることをとおして、自分の視野を広げ、自分自身を豊かにしていくことにつながっていくのです。皆さんの身近なところでも日常的にそうした仲間との学び合い・育ち合いができたら素敵なことですね。

> **Column　イメージマップとは**
>
> 　イメージマップとは、もともと1970年代後半に、大阪大学の水越研究室で、子どもたちの映像視聴能力を測定・評価する道具として開発されたものです[1]。やり方にはいくつかの種類がありますが、自由度の高さから、ここでは藤岡完治によって紹介されたものを用いています[2]。中央の楕円のなかに置くテーマによって応用範囲も広いので、たとえば、入職したばかりの新人に「看護」をテーマにイメージマップをつくってもらい、年度末に再び「看護」をテーマにつくってもらったイメージマップと比べてみることで、自分自身の変化や成長を確かめてもらうという使い方もできます。また、最近ではこれを授業リフレクションの方法として用いることも提案しています[3,4]。

自分自身の経験が
拠り所になるということ

学生時代や新人のころに受けた指導を振り返って

　すでに皆さんには、イメージマップをつくることで「教育」について現時点で自分自身がもっているイメージを確かめてもらいましたが、今つくったイメージマップ自体が、あなた自身の経験に裏打ちされたものであることに気づくことはできるでしょうか。

　ひとくちに経験といっても、これまで自分が受けてきた教育の経験もあるでしょうし、自分が行ってきた教育や今実際に行っている教育の経験もあると思います。具体的にイメージマップの「この枝が」というように、自分の経験とのつながりが明らかな部分がある人もいるかもしれませんし、漠然としていても自分の経験がイメージマップ全体に反映されているという人もいるかもしれません。

　教育についてじっくり腰を据えて学ぶ機会がほとんどもてないまま、役割として教育を担うことになった場合、何を拠り所に教えていくことになるのかというと、一番はこうした「教育」についての自分自身の経験だと思います。

　そこで、ここではもう一歩踏み込んで、自分自身の受けた教育の経験を具体的に振り返ってみてもらいたいと思います。

　次のページには3つの問いが用意してあります。白紙の紙かノートに箇条書きでもよいので、自分が学生だったころや新人だったころに受けた指導を思い起こしながら、まず、3つの問いについて、順番に思いつくままに書き出してみてください。

> Q1. こんな指導はごめんだ！

> Q2. 自分だったら、こんなふうに新人（または学生、スタッフ）にかかわっていきたいな。

> Q3. どんなことに気をつけたら、そうできるんだろう？

　ひとまず書き出してみてどうだったでしょうか。

　なかには、1つ目の「こんな指導はごめんだ！」のところでペンが止まらなくなってしまったという人もいるかもしれませんが、この機会に積年の恨みを晴らしてもらえればと思うので、見返してみてまだ思い出せることがあるようなら、あるだけ書き足しておいてください。

　2つ目の問いはどうでしょうか。素朴に自分がそうしたいと思うことが書けていればいいのですが、見返してみて、もしちょっと背伸びして格好いいこと（綺麗事？）や、人から言われたこと（こうあるべき？）をそのまま書いてるなと感じるようなところがあったら、なるべく自分の気持ちに近い、本当にそうしたいと思える内容に少し書き直してみてください。もちろん、できる範囲でかまいません。

　では、3つ目の問いはどうでしょうか。特に3つ目の「どんなことに気をつけたら、そうできるんだろう？」のところは、もう一度見返して、そこに書いたことは、具体的にどうすることなのかイメージできているかどうか、自分自身に尋ねてみてください。そして、本当に自分がそれを行うことができるのか、きちんと確認して、必要があれば加筆・修正をしてください。つまり、ここには建前ではなく、自分が実際に実行できることを書いてほしいということです。

　いかがでしょうか。すべて終わったら、書かれたことを踏まえながら、一つ一つの問いについて順番に考えていきたいと思います。

よくありがちな指導

　最初の「こんな指導はごめんだ！」のところには、どんなことが書かれているでしょうか。

　各地の研修会で、同様の問いに答えてもらうことがあるのですが、よく出される内容には次のようなものがあります。

　「一方的な指導」「看護観を押しつけてくる」「威圧的な指導」「強い口調」「上から目線」「こわい」「感情的になる」「怒鳴る」「いつも不機嫌」「イライラをぶつけてくる」「めんどうくさそう」「ため息をつかれる」「チッと舌打ちされる」「無表情」「笑顔がない」「その時々で言っていることが変わる」「声をかけづらい」「何が言いたいのかわかりにくい」「聞いても答えてくれない」「見ればわかるでしょと言う」「すぐに調べてきなさいと言う」「調べてきてもリアクションがない」「無視される」「放置」「患者や大勢のスタッフの前で注意される」「一度しか言わないからねと言われる」「理解できなくてもどんどん進む」「質問ができない」「すぐに自分が新人だったころはと言う」「人と比べられる」「上司や他のスタッフの言うことに左右される」「自分の考えがない」「相手によって言うことが違う」「知識不足」「間違ったことを教える」「言われたとおりにしたら、他の先輩に怒られた」「すぐ目的は？　根拠は？　と聞く」「すごく高いレベルを求めてくる」「ミスしたときに守ってくれない」「一人だけマークする」…

　代表的なものを並べてみただけでも、これだけあります。きりがないのでこのくらいにしておきますが、あなたが書いたことと重なるものはあったでしょうか。また、自分が書いていなかったものでも、こうして見てみるとどうでしょうか。

　ちょっと、ため息が出てしまいますが、やはり、そういうことは「自分もされたらごめんだな」と共感できるものが多いのではないかと思います。実は各地の研修会でも、共感できる人には挙手をお願いして確か

めているのですが、ほぼ全員の参加者が手を挙げたり、うなずいたりしてくれます。そこには参加者の世代による違いや地域による違いは見られません。つまり、人にされて嫌なことというのは、多くの人にとって共通だということなのです。

人にされて嫌なことは、決して人にはしない

看護の世界でよく耳にすることばの一つに「個別性」があります。端的にいえば、一人ひとりものの見方や考え方、感じ方が違うのは当然なんだということが、この「個別性」ということばに象徴されているのだと思いますが、にもかかわらず、人にされて嫌なことが多くの人にとって共通するということは、とても興味深いことではないかと思います。

このことを踏まえながら、2つ目の問い「自分だったら、こんなふうに新人（または学生、スタッフ）にかかわっていきたいな」について見ていくことにしましょう。

▶ 反面教師にするということ

2つ目の問いについては、どんなことが書かれているでしょうか。

自分の受けた教育の経験が、自分が教育を行っていく際の拠り所になるということは、「こんな指導はごめんだ！」に書かれた内容自体が大切な手がかりになるということです。

「反面教師」ということばがありますが、「こんな指導はごめんだ！」に書かれた内容を素直に受け止めれば、自分が教育を行っていくうえでは、自分が「人にされて嫌なことは、決して人にはしない」という原則を貫けばよいことになるはずです。

そう考えてみると、あなたが2つ目の問いについて書いたことには、「反面教師」が活かされているでしょうか。あなたの「自分だったら、こんなふうに新人（または学生、スタッフ）にかかわっていきたいな」は、

よもや、相手にとって「こんな指導はごめんだ！」になってしまうようなことはないとは思いますが、本当に大丈夫でしょうか。自分がされて嫌だったことは、きちんと「反面教師」にして、そうではないかかわりをしていきたいと思えている自分がそこにいるかどうか確認してみてください。

おそらく多くの人が、1つ目の「こんな指導はごめんだ！」を書いた直後ですから、そういうかかわりはしたくないなという思いから、2つ目の問いについて書いている可能性が高いと思いますが、それはとても大事なことだと思います。

先ほども、自分の受けた教育の経験が、自分が教育を行っていく際の拠り所になるということをお話ししましたが、たとえば、学生時代や新人のころに、素敵な指導者さんとの出会いがあって、自分もこういう看護師さんになりたいなと思えるような経験があるのなら、その指導者さんがしてくれたかかわりをそのままモデルにすれば、きっとあなたも素敵な指導ができるのではないかと思います。

ところが、「こんな指導はごめんだ！」を見てもわかるように、多くの人がそうした素敵な経験ばかりをしているとは限りません。どちらかというと、二度と思い出したくない、封印してしまいたくなるような経験をしている人も少なくないわけです。ですから、素直に考えれば、そこで受けた指導を反面教師にして、自分が人にされて嫌なことは、決して人にはしないと思えるかどうかが、とても大事になってくるわけです。

▶ イマジネーションの力を働かせる

では、2つ目の問いについて自分が書いたことは、本当に実行できるのでしょうか。それが次の問題になってきます。実はそのことを自分のなかで確認してもらうために用意してあるのが、3つ目の問い「どんなことに気をつけたら、そうできるんだろう？」です。

ここで、皆さんにはイマジネーションの力を豊かに働かせてみてもら

えたらと思います。今からお話しすることは、ありえないことかもしれませんが、実際にあることのように想像してみてください。

　1つ目の問いで書いたように、あなたには「こんな指導はごめんだ！」と思わせた人が、1人か2人か、何人かはわかりませんが、実際にいるのだと思います。二度と会いたくない人たちかもしれませんが、私からの呼びかけで、その人たちに集まってもらい、皆さんと同じように3つの問いについて順番に思いついたことを書いてもらったとしたらどうでしょうか。

　想像できますか。その人たちは「こんな指導はごめんだ！」のところに、いったいどんなことを書くのでしょうか。

　どうでしょう。十中八九、皆さんと同じようなことを書くことが想像できるのではないかと思います。きっと、その人たちも自分がされて嫌なことは皆さんと同じでしょうし、2つ目の問いのところにも、皆さんの思いと大いに重なる内容が書かれていることは容易に想像ができるのではないかと思います。それにもかかわらずです。なぜ、その人たちは皆さんをそういう目に遭わせたのでしょうか。

　指導を受ける側としてあれだけ嫌だと感じていたことも、指導をする側に立場が変わるとすっかり忘れてしまうのでしょうか。「自分が受けたようにしか指導できない」ということばを聞いたことがありますが、立場が変わることで、自分がされて嫌だったことが、相手にすべきこととして、むしろ積極的にすり替わってしまうことさえ起きるのかもしれません。この原理は、たとえば、中学や高校の部活で先輩からしごきを受けた新入生が、辛かった経験をしごかれて強くなったという意味にすり替えて、上級生になったあかつきに後輩を厳しくしごき始めるということとも重なってくるように思います。また、看護教員養成講習会や実習指導者講習会に通ったことがある人にはわかると思いますが、未だに指導案（三観）を書かせることに膨大な時間を割いていることとも通じるように思います。エビデンスを重んじる看護の世界にありながら、それをさせることの教育的な意味を問わずに、これまでもそうしてきたから

という理由だけで理不尽な指導が繰り返されているということです。

その一方で、「自分がされたような嫌な思いはさせたくない」「自分だったらこんなふうにかかわっていきたいな」と思ってはいても、自分に余裕がなかったり自信がもてなかったりすると、ついしてしまうということもあるかもしれません。また、漠然と思ってはいても、それまでに教育についてじっくり腰を据えて学ぶ機会がなく、具体的にどうかかわったらよいかのイメージがもてないために、自分が受けた指導を繰り返してしまうということもあるでしょう。つまり、理由は人それぞれでしょうが、そんなつもりはなくても、自分のかかわりが「こんな指導はごめんだ！」と相手に感じさせてしまっている可能性があるわけです。

有言実行のために

こうしたことは、決して他人事ではありません。ひょっとすると、あなたがかかわった相手が何年後かにこの本を手にして、あなたから受けた指導を思い出しながら「こんな指導はごめんだ！」を書くかもしれないのです。ですから、皆さんにもう一度問うておきたいのは、本当に2つ目の問いに書いたことは実現可能なのかということです。そして3つ目の問いで、そのことをきちんと自分に尋ねてみてほしいのです。

すでに見てきたように、人にされて嫌なことは、多くの人にとって共通なのです。にもかかわらず、次の世代へと、さらに次の世代へと、何世代にもわたって受け継がれていってしまうのは見過ごせないことだと思います。たとえば、親に虐待を受けた子が、やがて親になって今度は自分の子を虐待してしまうというような悲しい負の連鎖は、やはりどこかで断ち切らなければなりません。

「有言実行」ということばがありますが、言うのは簡単でもそれを実行するのは確かにとても難しいことなのかもしれません。けれども、皆さん一人ひとりがそこに書いたことを実現していくことが、そのまま負の連鎖を断ち切ることにつながっていくのだと思います。

ことによると、あなたがそこに書いたことはまだまだ抽象的かもしれません。具体的にどうすることなのか、まだ漠然としたイメージにとどまっているかもしれません。けれども、そこにはあなたの「ねがい」にも通じる大切な思いがすでに表れているはずです。ですから、そこに書いたものをなくさずに大切にとっておいてください。そして、これからこの本を読み進めるなかで、また、実際に教育の役割を担っていくなかで、忘れないように折々にそこに書いたことに立ち戻ってみてください。万が一、忘れかけていたら、「自分はこれをごめんだと感じていたんじゃないか！」「こんなふうにかかわっていきたいと思っていたはずじゃないか！」と、自分の戒めに使ってください。

あなたの指導を受けた新人や学生が、あなたのような素敵な看護師さんに私もなりたいと思ってくれたらどんなに素敵でしょう。やがて、彼女・彼らが指導を行う立場になったとき、あなたにしてもらったように自分も新人や学生にかかわっていきたいなと思ってくれたらどんなに素晴らしいことでしょう。

これから一緒に「教育」について学び、その本質を共に考えていくなかで、「自分だったら、こんなふうに新人（または学生、スタッフ）にかかわっていきたいな」と書いたことをより具体的に、よりいっそう豊かにイメージできるようになっていただけたらと思います。

引用・参考文献
＊1 三宅正太郎：イメージマップ・テストの活用．水越敏行監修，梶田叡一編著：現代の教育技術学，上巻，授業研究の新しい展望，明治図書，1995，p.81-95.
＊2 藤岡完治：看護教員のための授業設計ワークブック，医学書院，1994，p.8-12.
＊3 目黒悟：イメージマップを使った授業リフレクションの進め方．教育実践臨床研究　子どもの学びを支え続けるために，藤沢市教育文化センター，2015，p.41-48.
＊4 目黒悟：授業リフレクションの方法；イメージマップを使った授業リフレクションの進め方．看護人材育成，12（2），2015，p.39-44.

第 2 章
教育についての一般的理解を超えて

ひとくちに「教える」「育てる」とはいうけれど

いわゆる「教育」についての一般的理解とは

　よいわるいは別にして、自分の受けた教育の経験が、自分が教育を行っていく際の拠り所になるということは、第1章の後半ですでにお話ししましたが、一方で、皆さんが幼いころから今日までに受けてきた膨大な教育の経験は、知らず知らずのうちに「教育」についての一般的理解を受け入れていく素地にもなるものです。

　「教育」ということばは「教える」「育てる」と書くわけですから、ひとまず「教えればいいんでしょ」「育てればいいんでしょ」というように、漠然と自分が担うことになった役割を理解したとしても、具体的にどうすることが「教えること」や「育てること」になるのかがよくわからないまま、自分が受けた教育やいわゆる「教育」についての一般的理解だけに寄りすがって指導を行ってしまえば、そこでのかかわりはお世辞にも豊かな教育とはいえないものになってしまいます。

　ですから、まずここでは、「教育」についての一般的理解がどのように私たちのなかに浸透しているのかを確かめておきましょう。

▶ 準備としての教育

　哲学者・教育学者として、経験に基づく教育の重要性を強調した人物としてジョン・デューイをあげることができますが、伝統的な教育に対する彼の鋭い批判は「教育」について広く一般に浸透している理解のし

かたを見直すうえでも示唆に富んでいます。デューイは「教育は、伝統的に、準備として考えられて来た」[*1]と指摘しています。つまり、「準備としての教育」という考え方です。

この「準備としての教育」というのは、普段、ことばとしては意識されなくても、私たちのなかに深く浸透している「教育」についての一般的理解の一つだといえるでしょう。

たとえば、私たちにはかつて小学校や中学校に通った経験がありますが、それは何の準備としての教育だったのでしょうか。難しく考える必要はありません。素朴に考えればわかるように、小学校や中学校で受けた教育は、社会に出るための、あるいは大人になるための準備だったわけです。このことは、日本の法律が、原則として中学校を卒業した時点からの就労を認めていることからもうなずけるのではないかと思います。つまり、法律上は中学校を卒業すれば自分で働いてお金を稼いで生活していってもよいことになっていますから、小学校や中学校で行われる教育が、社会に出るための準備として義務教育に位置づけられているという解釈も成り立つわけです。

では、同じ理屈でいったら看護学校は、何の準備としての教育をしているのでしょうか。当然、看護師になるための準備ですね。では、新人教育はどうでしょう。何の準備としての教育なのでしょうか。一人前の看護師になるための、あるいは独り立ちのための準備ということになるのだと思います。

こうして見てくると、いかなる教育の営みも、今ここで行っていることが、将来の何がしかのための準備として位置づけられているという理解のしかたに納得がいくのではないかと思います。それがどれほど私たちのなかに深く浸透しているかということは、次の例を考えてみればはっきりすると思います。

たとえば、いきなりですが、今ここで、皆さんは円の面積の求め方を尋ねられたら即答できるでしょうか。あるいは、台形の面積の求め方はどうでしょうか。ちなみに、これらは小学校高学年の算数で学習する内

容です。今の学習指導要領ですと、台形の面積は5年生で、円の面積は6年生で学習することになっています。確かに看護師になってから円や台形の面積を求める必要に迫られることはほとんどないでしょうから、即答できないのも無理もないことかもしれません。けれども、皆さんは先ほど「準備としての教育」という考え方にひとまず納得したのではなかったでしょうか。小学校の教育が大人になるための準備だとしたら、そこで誰もが学んだ内容が、十分に大人であるはずの今の皆さんにとってどのように役に立っているのでしょうか。デューイは伝統的な教育は「後で役立つであろうという理由で何かを学習し習得することと考えられて来た」[*2]とも指摘しています。

　このことを踏まえて、もしお子さんのいる方は想像してみてください。わが子が宿題をやらずに、ゲームばかりをしていたら、なんと言って叱っているでしょうか。たとえば、こんなふうに言っていないでしょうか。「まったくもー、いつまで遊んでるの！　ちゃんと勉強しないと立派な大人になれませんからね！」。

　どうでしょう。自分のなかにも「準備としての教育」という一般的理解が、知らず知らずのうちに浸透していることに気づくことができたのではないでしょうか。一見、「準備としての教育」は納得のいく教育についての理解のしかたのようにも見えますが、一方で、今、ここで学ばれていることの意味が十分に吟味されることなく、これまでもそうしてきたからという理由だけで、学習作業が強いられることにもなりかねないということなのです。

▶ 無力なものへの指導

　もう1つ、デューイが指摘する伝統的な教育の考え方に「無力なものへの指導」があります。

　たとえば、皆さんの目の前に幼い子どもがいたとしましょう。自分のお子さんでもよそのお子さんでもこの場合はかまいません。皆さんの目

の前で、もしその子が危ない目に遭いそうになったとしたら、どうでしょうか。きっと、咄嗟に手が出て、口が出て、その子を安全な方向へと導こうとするのではないかと思います。

　当たり前のことかもしれませんが、こうした幼い子どもへのかかわりに見られるような行動も、私たちが自然と身に付けている「無力なものへの指導」の一例だといってもよいでしょう。つまり、幼い子どもはまだ未熟で、危険を回避できない状態にあるわけですから、デューイが指摘するように「指導、訓練、道徳的な躾」をとおして大人が「無力なものを、自分で自分の世話が出来る地点まで次第に高めていく」[*3]というのが、この「無力なものへの指導」という考え方です。これも、ことばとしては普段特に意識されなくても、私たちのなかに深く浸透している「教育」についての一般的理解の一つにほかなりません。それは、病院に足を運ぶと時折見かける次のような光景からもわかると思います。

　皆さんも、若い看護師が自分よりも遙かに年長の患者に対して、幼い子どもに話しかけるようなことば遣いで接しているところを目にしたことがあるのではないでしょうか。その看護師のことば遣いに違和感を覚えるのは、私だけではないと思います。

　もちろん、患者が認知症の場合、症状によっては、ファンタジーに寄り添う看護師のかかわりが大切になってくることもあるとは思いますが、ここで問題にしたいのはそういうことではありません。目の前のベッドに横たわっている患者が、自分よりも遙かに高齢で、病状もかんばしくなく、圧倒的に無力な状態に見えるとき、うっかりすると、あたかも幼い子どもにかかわるのと同じように「無力なものへの指導」が、ことば遣いや態度となって現れてしまうということなのです。

　看護学生時代に「患者の尊厳」を守ることの大切さを繰り返しいわれたことを思い出してみてください。なぜ、そこまで「患者の尊厳」ということが強調されていたのでしょうか。こうして見てくると、看護師が「患者の尊厳」を絶えず意識してケアにあたる必要があるということは、油断すれば、患者を無力なものと見なして幼い子ども扱いしてしまう可

能性が誰にも備わっているからであるともいえるでしょう。それだけ「無力なものへの指導」という一般的な理解も、私たちのなかに深く浸透しているということなのです。

教える人と学ぶ人の上下の関係

　デューイの指摘を手がかりに、「準備としての教育」と「無力なものへの指導」という代表的な「教育」についての一般的理解を見てきましたが、この2つに共通する大きな問題は、図1のように教える人と学ぶ人の関係を印象づけてしまうところにあるともいえます。

　「準備としての教育」というのは、すでに準備の終わった人から、まだ準備ができていない人に対して行われるものですし、「無力なものへの指導」も、大人から幼い子どもに対して行われるものですから、教える人というのは、学ぶ人よりも常に高い位置にいることになります。そのため、「教えてあげる」「育ててあげる」というように、上から目線でかかわることが教育だという誤解も生まれてくるのです。

　このような教える人と学ぶ人の上下の関係は、私たちが子どものころに受けた教育の原体験とも重なるものだと思います。からだがまだ小さかった子どものころ、私たちは大人である先生を見上げるようにして授業や指導を受けていたはずですから、そうした原体験は、物理的なからだの大きさの違いとしても図1と重なります。ですから、学ぶ人から教える人になるということは、いきおい自分が今度は学ぶ人よりも高い位置に立たなければならないと思い込んでしまうことにもなるのです。

　よく「これだけ教えてやっているのに、ちっともできない」「ちっともわからない」と文句を言っている人に出会うことがありますが、上から目線でかかわって教えたつもりになっていたり、教える人と学ぶ人の関係を上下の関係でとらえていたりするのも、ある意味、私たちのなかに深く浸透している「教育」についての一般的理解の一つだといってもよいでしょう。

図1　教える人と学ぶ人の上下の関係

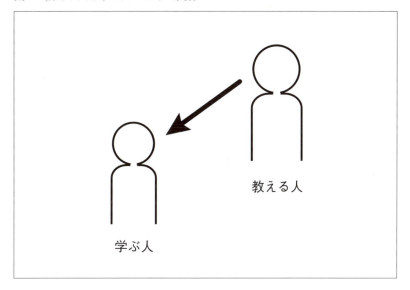

▶ 上から目線のかかわりが相手にもたらすもの

　しかし、こうした理解のしかたは十分に気をつけなければいけないと思います。なぜなら、上から目線でかかわられた人というのは、上から見られたぶんだけ"下の人"になってしまうという原理が働いているからです。そのことが教育の役割を担う多くの人たちにあまりにも知られていないのではないかと思います。

　もし、イメージしにくいようでしたら、子どもの成長過程に重ねて考えてみると少しわかりやすいと思います。

　たとえば、幼稚園の年長くらいの年ごろになれば、子どもはかなりのお兄さん、お姉さんになっているだろうと思います。ところが、その子たちが小学校に入学して1年生になったとたんに、子ども返りしたように見えることがあるのではないかと思います。とはいえ、その子たちもやがて6年生になればもう立派な大人です。実際、6年生の教室に足を運

ぶと、そこで出会う彼ら彼女らは本当にしっかりとした考えをもっていて、そのまま中学校に行かずに社会に出てもらったほうが、よほどこの国はよい国になれるのではないかと思うくらいです。ところが、その子たちが中学校に入学して1年生になったとたんに、再び子どものように見えてしまうことも少なくないのです。

このことは、すぐれた看護学生が就職したとたんに、"できない新人看護師"になってしまうことと大いに重なり合うことだと思います。つまり、人というのは、多くの場合、何らかの集団や組織のなかで生きることを方向づけられる生き物ですから、自分が所属する集団や組織のなかで、自分が最も下の位置にいる人間なんだというように、暗黙のうちにでも感じ取ったとすれば、そこに適応して生き残るために"下の人"として振る舞わざるをえなくなってしまうということです。

ですから、上から目線でかかわられている人というのは、絶えず自分は「下の人なんだ」というメッセージにさらされているようなものですから、自分自身がもっている力を発揮することも難しくなってしまうわけですし、子ども扱いされればそのぶんだけ子どものようになってしまうわけです。

どうでしょう。人は上から見られたぶんだけ"下の人"になってしまうという原理が、これで少しイメージできたのではないでしょうか。

▶ 新人看護師を「1年生」と呼ぶ不思議

看護の世界にかかわるようになってずいぶん長くなりますが、いろいろな土地に出かけてみると、時折、不思議な伝統文化をもった病院に出会うことがあります。なかでも気になるのは、新人看護師のことを「1年生」と呼ぶ習慣のある病院が少なくないことです。

ひょっとすると皆さんのなかにも新人を「1年生」と呼んでいる人や呼んできた人がいるかもしれませんが、その呼び方には、何かこれといった根拠があるわけではありません。

もちろん学校教育の世界では話は別です。「1年生、2年生…」という呼び方には明らかな根拠があります。というのも、1年次の教育課程に学んでいる人たちを「1年生」と呼んでいるわけで、その人たちが2年次の教育課程に進めば「2年生」と呼ぶことになるからです。

　ですから、「この科目を落とすと1年生をもう1回やってもらうことになりますよ」という言い方もできるわけですが、「社会人1年生をもう1回やる」という言い方が成り立たないことを考えてみてください。

　新人のことを「1年生」と呼ぶのは、「社会人1年生」という言い方と同じで、それまで学校文化のなかで慣れ親しんできた「〇年生」という呼び方を、社会に出た最初の年に当たる人たちにも比喩的にあてはめて用いているだけですから、その呼び方自体に何か特別な根拠があるわけではないのです。現に皆さんは職場でお互いのことをどのように呼んでいるのでしょうか。「ちょっと7年生さん」「それは14年生に頼んでおきました」「うちの師長は〇十年生だから…」などとは決して言わないはずです。

　にもかかわらず、不思議なことに新人は明らかに「1年生」なのです。ですから、皆さんには悪気がなくても、その呼び方自体が、暗黙のうちに、「あなたは一番下の人なんだ」という新人に対してのメッセージになってしまっている可能性も、大きな問題の一つだと認識する必要があるのではないかと思います。

　ところで、私が長くかかわってきた学校教育の世界でも、毎年、新しく先生になった人たちを大勢迎え入れています。では、この人たちを「1年生」と呼ぶ習慣があるかというと、私が知る限りそれはありえません。「1年生」と呼んでしまったら、実際の1年生の子どもたちと区別がつかなくなってしまうのも理由の一つかもしれませんが、では、何と呼んでいるのかというと、「新規採用教諭（新採用）」といった呼び方のほかに、「初めて任せる者」という意味で「初任者（初任）」という呼び方をすることが多いと思います。

　確かに「初めて教壇に立つ」という意味では、教員経験の長短による

先輩後輩の上下の関係はあったとしても、「教育というこの責任ある仕事をあなたに任せる」という意味では、教員同士対等な関係にあることが、この「初任者」という呼び方には含意されているように思います。どうしても上から目線に感じられてしまう新人看護師に対しての「1年生」という呼び方とは、ずいぶんとニュアンスが違うのではないかと思うのですが、皆さんはどう感じられるでしょうか。

　とはいえ、私はなにも学校教育に倣って新人看護師を「初任者」と呼ぶべきだなどと主張したいわけではありません。ただ、少なくとも「1年生」という呼び方は改める必要があるのではないかということです。

そもそも「育つ」のは誰か、「学ぶ」のは誰か!?

　ここできちんと考えておかなければならないのは、そもそも「育つ」のは誰か、「学ぶ」のは誰かということです。もう一度、教える人と学ぶ人の上下の関係を表した図1（p.23）を見てください。

　この図でいえば、育つのも学ぶのも、左側に示した「学ぶ人」に経験される問題です。当然、この「学ぶ人」の代わりに右側の「教える人」が育ったり学んだりすることはできません。ですから、「これだけ教えてやっているのに、ちっともできない」「ちっともわからない」と文句を言っている人は、本来、「学ぶ人」が学んでくれないことには、そもそも教えたことにはなっていないという理解が足りないのではないかと思います。つまり、相手が学んでくれて初めて、こちらは教えさせてもらったことになるわけですから、「教える人」というのは、「学ぶ人」に対して図に示したような高い位置から、偉そうな態度で相手にかかわれるような立場にははじめからいないことになります。

　にわかには信じ難いことかもしれませんが、「教える人」というのは、たとえ口には出さなくても「あれっ、学んでいただけたんですね。ありがとうございます。教えさせていただいて」と、心のなかで思っていてもおかしくないような立場に本来いるのだといえるでしょう。

▶「権力」と「権威」の履き違え

　おそらく、皆さんが過去に出会った学校の先生たちのなかには、やたらと「権力」を振りかざして偉そうにしているタイプの人がいたかもしれません。教える人と学ぶ人の上下の関係は、私たちが子どものころに受けた教育の原体験とも重なるものであることを先に指摘しましたが、確かにそうしたタイプの先生を思い出すと、教える人と学ぶ人の関係は図1のように見えてしまうのかもしれません。

　しかし、一方で、教える人が学ぶ人から何らかの尊敬を集めるということは、よくあることです。けれども、それは教える人が「権力」を振りかざして高い位置にいようとした結果ではありません。学ぶ人が教える人に「権威」を付与してくれた結果にほかならないのです。

　「この人は自分にはないものをもっているんだ」「この人に教わることで自分がもっと豊かになれるんだ」というように、学ぶ人が教える人を信頼し、教える人に「権威」を認めたことで、学ぶ人にとって教える人が自分よりも上の位置にいて、仰ぎ見るような尊敬の対象になることは十分にありうることだと思います。教える人が「権力」を振りかざして一見、上の位置にいるかのように見えたとしても、その人が何かの「権威」であるわけではないということです。

　このように、「権力」と「権威」を履き違えている人が世の中にいるために、教える人と学ぶ人の上下の関係は、あたかも権力関係のように勘違いされてしまうのかもしれません。教える人というのは偉い人でなければならないという誤解もそこから生まれてくるのでしょう。しかし、本当にその人が教える人として素晴らしい人物であるならば、黙っていても学ぶ人たちから「権威」を認められ、尊敬を集めて、高い位置に置いてもらえるはずなのです。

　ナイチンゲールも「私たちに権威をもたらすもの」について「それは決して、その責任や地位そのものではないはずです」[*4]といっています。

そして、「なぜなら、私たちは往々にして、権威をともなうべき地位にありながらまったく権威を備えていない人物をみかけることがありますし、反対に、時には、大変低い地位にありながら周囲の皆に大きな影響と権威とを及ぼしている人物を見かけることもあるからです」[*5]と続けています。ナイチンゲールのことばは、将来の看護管理者向けに述べられたものですが、こうしてみるといつの時代にも「権力」と「権威」を履き違える人がいることがわかります。「おごれる人も久しからず」というのは平家物語の冒頭の一節ですが、この私も含めて、すでに教育の役割を担っている人も、これから担うことになる人も、教える人は決して驕ってはいけないと肝に銘じておきたいものです。

▶ 対等な目線で向き合うということ

　少なくとも皆さんが教える人としてかかわる相手は、子どもではありません。新人であっても学生であっても、スタッフであっても、すでに立派な大人です。仮に相手が実際の子どもであったとしても、上から目線でかかわって教えたつもりになっていたり、教える人と学ぶ人の関係を上下の関係でとらえていたりするようでは、その子の成長を妨げることになりかねないのはもちろんです。

　ですから、相手を見下して子ども扱いするのではなく、きちんと一人の人間として尊重し、まっすぐ対等な目線で向き合っていくことが大切なのはいうまでもありません。さらにいえば、自分が相手よりも先を長く生きてきたぶん、いろいろなことを知っていたり、できたりするのであればなおのこと、今ここで、学ぼう、育とうとしている相手よりも一段下がった場所から、その人の学びや育ちを下支えできるようなかかわりが、よりいっそう教育的なかかわりの本質にかなっているといえるでしょう。もし、これまで見てきたような「教育」についての一般的理解が自分自身のなかにもあるとしたら、そうした理解のしかたはできるだけ早く卒業したほうがいいと思います。

教えるとは
どのようなことなのか

いわゆる「教える」とは

　では、いったい教えるとはどのようなことなのでしょうか。上から目線でかかわって教えたつもりになっているようではいけないことはわかったとしても、いざ、何をどうすることが教えることなのかと問われると漠然としてしまうかもしれません。そこで、ここからは教えるとはどのようなことなのかについても考えておきたいと思います。

　まず、次のページの図2を見てください。これは、教えるということを図に表してみたものです。左側の「学ぶ人」に対して、右側にいるのが「教える人」です。この図では上から目線ではなく、対等な目線で向き合う位置にいてもらうことにしました。「教える人」の右側に付けてある吹き出しは、教える人のなかに、自分の「知っていること」や「できること」が内在していることを表しています。ある人が「教える人」であるということは、その人自身のなかに知っていることやできることがあることが必要です。もし、知っていることやできることがなければ、そもそも何も教えることができないわけですから、この吹き出しの意味については、皆さんもうなずけるのではないかと思います。

　それでは、自分の知っていることやできることを相手に「伝える」にはどうしたらよいでしょうか。

　あまり難しく考えすぎないでください。一番身近で、手っ取り早い方法としては、「話す」があげられると思います。どうでしょう。いわれてみれば、確かに話せば簡単なことですね。ただ、ここではもう少してい

図2 教えるということ

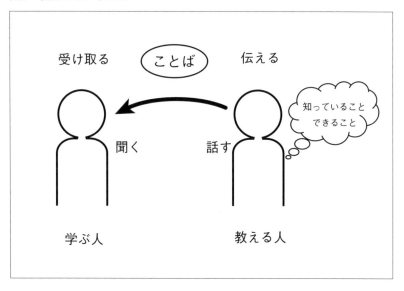

ねいに考えてみることにしましょう。
　「話す」ということは、「ことば」を介するということです。図の右側にいる「教える人」は、自分の知っていることやできることを相手に「伝える」ために、「ことば」を用いて「話す」ということをします。その「ことば」を左側にいる「学ぶ人」が「聞く」ことで、教える人が知っていることやできることを「受け取る」ことができれば、ここでの関係は、右側の人が「教える」ことができていて、左側の人が「学ぶ」ことができたことになります。つまり、こうして成り立つのが、教える─学ぶの関係です。
　図に表して、教えるということを説明してみると、このように整理できるわけですが、読者の皆さんはこの説明に納得していただけたでしょうか。これまでも、たびたび講義のなかで、この図を実際に黒板に描いて、教えるとはどのようなことなのかを説明してきましたが、その都度、多くの学生や受講者の皆さんに納得してもらうことができました。それ

というのも、実は、この説明自体が「教育」についての一般的理解の一つにほかならないからです。その証拠に、テレビ放送を使った授業や最近流行のe-ラーニングを思い起こしてみてください。この図に重ねてみると、矢印のところがテレビやインターネットに置き換えられているだけであることがわかるでしょう。

けれども、この図を使った説明に違和感を覚える方もいらっしゃいます。人数としては僅かだと記憶していますが、代表的な違和感としては、たとえば、図のなかの矢印が、教える人から学ぶ人に向いているだけで、一方通行に見えるとか、似たようなことですが、学ぶ人から教える人に向かっての矢印が足りない、といったものがよく出されます。また、自分の知っていることやできることを伝える身近な方法には「見せる」もあるのではないかとか、この図では学ぶ人に本当に伝わったのか確かめられない、といった意見が出されることもあります。

さて、読者の皆さんはどうだったでしょうか。この図を使った説明に違和感を覚えた方はいらっしゃるでしょうか。それとも、すっかり納得してしまっていたでしょうか。

違和感を覚えたとしたらそのこと自体とても大切なことだと思います。けれども、一方でこの図を使った説明は、あくまでも一般的理解ですから、多くの人が納得するのは無理もないことなのです。実際、この図で「教える」が説明できているかというと、一応はできていると思います。ただし、この図のようなかたちで、教える―学ぶの関係が成り立つためには、この図には示されていないある前提が必要なのです。それをこれから確かめていくことにしましょう。

「ことば」に注目して「教える」を考える

普段の会話ではあまり意識することはないかもしれませんが、教えるとはどのようなことなのかを考えるためには、教える人と学ぶ人の間に介在する「ことば」に注目してみることも大切だと思います。つまり、

この図のようなかたちで教える―学ぶの関係が成り立つためには、教える人が話している「ことば」の意味が、学ぶ人にとっても同じ意味として受け取られるという前提が不可欠になるということです。

では、はたして教える人と学ぶ人との間で「ことば」の意味が同じになるようなことは実際にありえるのでしょうか。

▶ 経験によって異なる「ことば」の意味

たとえば、新人看護師への次のようなかかわりの場面を想像してみてください。朝のショートカンファレンスで、新人がまだ駆け出しのころであれば、先輩からの「今日はこれとこれがあるけど、大丈夫？」の問いかけに、新人から「はい、大丈夫です」と元気な返事が返ってきて、1日がスタートする。そうした光景は、わりとどこでもよく見られるのではないかと思います。ところが、お昼ごろになって、先輩が「ちゃんとやれているかしら」と確認に入ってみると、「えっ、どこが大丈夫なの⁉　今朝、大丈夫って言ったじゃない‼」と、つい怒りたくなってしまうようなこともしばしばあるのではないでしょうか。

確かに日常よくあることだとは思いますが、ここで問題なのは、朝、先輩が言った「大丈夫」と、新人の言った「大丈夫」がはたして同じ意味だったのかということです。

先輩には、明らかに新人よりも長い臨床経験があるわけですから、「これとこれがあるけど」と言ったときに、1つの「これ」ができるということは、当然のこととして、それに先立つ準備の段階と、その後の片付けの段階が必要なことが省略されています。しかし、臨床経験の浅い新人にとっては、「これ」ということばに、前後のことまでが含み込まれているとは思いもよらず、「大丈夫です」と答えた可能性もあるわけです。ですから、ある一定の経験を積んだ者同士の間では、「これ」で十分に通じることも、経験を伴っていない相手とは、先のような食い違いが起きるのも、ある意味、当たり前のことだといえるでしょう。

また、ここでの先輩と新人との関係が、図1のように、明らかな上下の関係になっている場合を想像してみてください。日頃、上から目線でかかわられている新人が、先輩から「大丈夫？」と尋ねられて、「大丈夫じゃありません」と答えることなどできるでしょうか。皆さんも新人のころを振り返ってみればわかるように、先輩の言っていることがよくわからなくても、「大丈夫？」と聞かれれば、反射的に「大丈夫です」と答えてしまうのは、むしろ自然なことのように思われます。

　つまり、「大丈夫」ということばを1つ取り上げてみても、その意味は、その人のそれまでの経験によっても、その人が相手との関係のなかで自分が今置かれている位置をどのように経験しているかによっても大きく異なってくるということなのです。教える人と学ぶ人との間で「ことば」の意味が同じになるということが、実際にはいかに難しいことなのか、これで皆さんにも少しイメージできたのではないでしょうか。

　ここで、「個別性」ということばを思い出してみてください。

　以前、看護学生時代を振り返って、「先生たちは患者さんの個別性に配慮することが大事だと言うけれど、私たち学生の個別性は完全に無視だったんです」と言っている新人看護師に出会ったことがありますが、「個別性」が患者だけに備わっているわけではないのは当然です。読者の皆さん一人ひとりにも「個別性」があるのはもちろんですし、それは、教える人や学ぶ人にとっても同様です。「個別性」ということを考えれば、人によってものの見方、考え方、感じ方が違うのはむしろ自然なことですから、その人の経験によって受け取られる「ことば」の意味が変わってくることも、決して不思議なことではありません。ですから、教える人と学ぶ人の間で同じことばを使っていても、必ずしも同じようにその意味が伝わるとは限らないということなのです。

　それにもかかわらず、もし、教える人が目の前の学ぶ人に対して、自分の言っていることばが相手に伝わって当然なんだというつもりで話しているのだとしたら、それは他者に向かって話されたことばにはなりません。なぜなら、自分のことばが相手に伝わって当然だと思って話して

いるということは、相手の「個別性」を無視して、自分と同じものの見方、考え方、感じ方、ことばの意味のとらえ方をする相手を前提にしていることになるからです。

そのような相手が存在しないことはいうまでもありません。ですから、自分のことばが相手に伝わって当然だと思って話しているということは、他者に向かって話しているのではなく、自分の分身に向かって話しているのと同じことになってしまいます。別の言い方をすれば、鏡に映った自分に向かって話しているようなものだといってもよいでしょう。

▶ **独話と対話**

このように自分のことばが相手に伝わって当然だと思って話している状態を「独話（monologue）」といいます。つまり、**図3**に示したように、自分の発した「ことば」は相手には届かず、自分に向かって独りで

図3　独話（monologue）

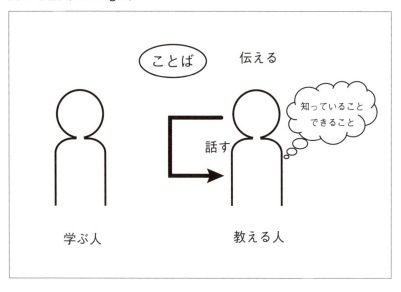

話しているのと同じですから「独話」と呼ぶのです。

　ちなみに、上から目線でかかわって教えたつもりになっている人というのは、往々にして、この「独話」の状態になっているものです。教えるということを「独話」と錯覚して、「これだけ教えてやっているのに、ちっともできない」「ちっともわからない」と文句を言っているようでは、ずいぶん的外れな腹の立て方をしていることがわかると思います。また、学ぶ人の側では、この「独話」は、一方的に押し付けられるような違和感や圧迫感として感じ取られることになります。皆さんが過去に感じた「こんな指導はごめんだ！」（第1章-2）の多くも、この「独話」によるものだったことがわかるでしょう。

　一方、教える人と学ぶ人の関係には、こうした「独話」の状態に対して、「対話（dialogue）」の関係があります。「対話」というのは、図4に示したように、教える人と学ぶ人の間で、絶えず応答が繰り返されている状態です。

図4　対話（dialogue）

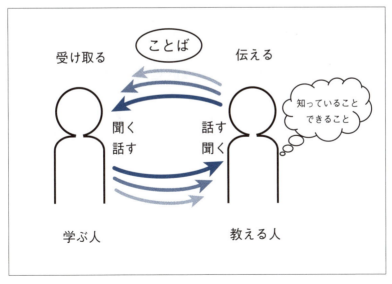

2　教えるとはどのようなことなのか

皆さんにも経験があると思いますが、たとえば、こういうことを伝えようと思って相手に話を始めます。けれども、相手のリアクションによっては、説明が足りなかったと感じて、さらにことばを補います。補足したことで相手も少しずつわかり始めてくると、今度は相手も自分の理解を確かめるために、より具体的なことをこちらに質問してきます。こうして応答が繰り返されていくうちに、どんどん話がふくらんできて、「じゃあ、あれもそうなんですか」「うん、そうそう」「それなら、こうしてみたほうがいいですか」「そうね、それはいい考えね」というように、次第にお互いの距離も近づいてくるように感じられることもあるでしょう。

　このように、「対話」というのは、話し始めた最初の時点から話し終わるまでの間で、自分も相手も変化していきます。つまり、互いが変化に開かれている関係になっているのが「対話」の大きな特徴なのです。

　こうして見てくると「対話」と違って、「独話」で話している人というのは、自分には変わるつもりがないことがわかると思います。相手に対して一方的に変わることを要求するかたちになっていて、自分には変わる気がないわけですから、それが「独話」でかかわられている相手に「こんな指導はごめんだ！」と思わせる理由でもあるのです。

教育についての一般的理解を超えて

　ここまで、教えるとはどのようなことなのかを考えてきましたが、教える人と学ぶ人の間に介在する「ことば」に注目してみると、教えるということが、「独話」と「対話」の2つに整理できることがわかっていただけたのではないかと思います。

　願わくば、教える―学ぶの関係が、独話ではなく「対話」の関係で成り立ってくれればどんなに素敵なことでしょう。きっと、そこでのかかわりは、学ぶ人にとっても教える人にとっても実り豊かなものになるに違いありません。けれども、どうしても巷では、上から目線や独話で相

手にかかわって、教えたつもりになっている人が後を絶ちません。確かに、教育についてじっくり腰を据えて学ぶ機会がなければ、そうなってしまうのも仕方がないことかもしれませんが、その一方で、おびただしい数の人たちが、今日も「こんな指導はごめんだ！」と感じている可能性も忘れないでほしいと思います。

　何世代にもわたって受け継がれてきた負の連鎖を断ち切るためには、何はともあれ、自分がこれまで受けてきた教育の経験や自分がこれまで行ってきた教育の経験を振り返り、「教育」についての一般的理解がどれほど私たちのなかに深く浸透しているのかを知る必要があると思います。本章ではそうした一般的理解が、いかに教育を貧しくしてしまっているのかについてもお話ししてきたつもりですが、読者の皆さんはどう感じられたでしょうか。次章からは、「教育」についての一般的理解を超えて、もっと、学ぶ人だけでなく教える人にとっても実り豊かな教育の世界についてさらに学んでいくことにしましょう。

Column 「見せる」も独話⁉

　ここでは、自分が知っていることやできることを伝える身近な方法として「話す」を取り上げてきましたが、このほかにも身近な方法としては「見せる」があげられます。実はこの「見せる」というのも「独話」になってしまう可能性があるので注意が必要です。なぜなら、自分に見えているものを見せれば、相手も自分と同じように見えて当然だと思って見せているのだとしたら、それは「独話」の状態と同じになってしまっているからです。

　たとえば、伝統的な技術演習にはデモンストレーションがつきものですが、教員が見せたいポイントと、学生に見えているものが必ずしも一致しないことはよくあることです。皆さんも看護学生時代に、教員による鮮やかなデモンストレーションにすっかり感心してしまって、肝心のポイントは印象に残らず、いざ自分の演習の番になったら、手順を書いたメモを頼るしかなかったという経験が一度や二度はあるのではないでしょうか。

　ですから、最近では「見せる」よりも先に、相手のなかに「見たい」を創り出すことが大事だと考えて、まずは「やってみる」ところから始める技術演習が多くなってきています[*6,7]。やってみて、どうすればよいのかわからなくなったときに生まれる「見たい」は、「見せる」が教える人と学ぶ人の「対話」となるきっかけだといってもよいでしょう。

引用・参考文献
- *1 ジョン・デューウィ著,清水幾太郎,清水禮子訳：哲学の改造,岩波文庫,1968, p.159.
- *2 前掲書*1, p.159.
- *3 前掲書*1, p.160.
- *4 フロレンス・ナイチンゲール著,湯槇ます監修,薄井坦子,他編訳：看護婦と見習生への書簡(1).ナイチンゲール著作集,第三巻,現代社,1977, p.272.
- *5 前掲書*4, p.272-273.
- *6 目黒悟：看護教育を創る授業デザイン；教えることの基本となるもの,メヂカルフレンド社,2011, p.116-125.
- *7 目黒悟,永井睦子：看護の学びを支える授業デザインワークブック；実りある院内研修・臨地実習・講義・演習に向けて,メヂカルフレンド社,2013, p.108-109.

第 3 章
「看護」と「教育」の同形性

自分のなかに「教育観」を育てる

~~~~~~~~~~~~~~~~~~~~~~
「教育」をどのように学ぶのか
~~~~~~~~~~~~~~~~~~~~~~

　前章では、「教育」についての一般的理解がいかに私たちのなかに浸透しているのかを確かめてきましたが、同時に一般的理解がはらむ問題についても整理してきました。そうした理解のしかたに惑わされないためにも、「教育」について学ぶ機会をもつことは望ましいことではありますが、では、いったいどのように「教育」を学ぶことが大事なのかということについては、議論が分かれるところだと思います。

▶ 何でも鵜呑みにする風潮

　たとえば、「教育」についての学びには、講演会や研修会に参加して、大学などで教育学を専門にしている講師や看護教育に携わっている教員の話を拝聴するというものが多いのではないでしょうか。確かにそうした機会も貴重なことではあると思いますが、しばしば見受けられるのは、「今、看護界にはこういうことが求められている」「最近の若者の特徴はこうである」「したがって、これからの新人教育はこうあるべきだ」「こういうときは、こうすればこうなるはず」といったことが、まことしやかに喧伝されている様子です。けれども、そうしたよくありがちな「こうあるべき」とか「こうすればこうなる」といった話を、何から何まですべて鵜呑みにしてしまうのは考えものです。
　たとえば、最近よく耳にするようになった「ほめて育てる」や「成功

体験をさせる」といったものもそうでしょう。

　もちろん、ほめられたことでその人が伸びることもあるでしょうし、成功体験がその人の前向きな学習と結びつくこともあるとは思います。しかし、それが万人にあてはまるかというと、人には「個別性」があるわけですから、一概にそうとはいえないはずです。皆さんも自分自身のこれまでの経験を振り返ってみてください。大変な失敗をして悔しい思いをしたり、壁にぶつかって辛い思いをしたりして、そこから学んだことのほうが今の自分にとってはずっと大事だったという人もいるでしょうし、そうした経験のほうがむしろ自分を大きく成長させてくれたという人もいるのではないかと思います。それにもかかわらず、「教育」について学んでくると、「ほめなければならない」「失敗させてはいけない」と思い込むようになってしまう人が多いのには困ります。

　こうしたことは、書籍や雑誌をとおして学ぶ際にも起きることだと思います。特に最近流行の教育方法や人材育成に関するハウツー本や記事の類は要注意です。なぜなら、物を作ったり売ったりする世界のノウハウをそのまま無批判に看護の世界にあてはめてしまっているケースもありますし、著者が留学先でたまたま出会った考え方や方法をさもグローバルスタンダードのように紹介しているケースもあるからです。また、遙か以前に学校教育の世界で紹介され、ほとんど鳴かず飛ばずだった方法が、看護の世界ではまだ知られていないことをいいことに、装いも新たに提案されているケースまであるほどです。

　いずれも個別具体的な文脈のなかではそれなりにうまくいったことなのかもしれませんから、もちろん参考にできる部分もあるとは思います。しかし、自分の病院や学校の背景や特徴、教える人と学ぶ人の「個別性」などを無視して、何にでもすぐに飛びついて「右へならえ」をしなければならないと考えてしまうのもどうかと思います。「こうあるべき」「こうすればこうなる」といった話を、何でもそのまま鵜呑みにするばかりでは、「教育」について学ぶことが、かえって教育を貧しく窮屈なものにしてしまうようにさえ思えてきます。

では、私たちはいったい「教育」をどのように学んでいったらよいのでしょうか。そこで、皆さんに知ってほしいのが、「看護」と「教育」の同形性[*1,2]ということです。

▶「看護」から「教育」を学ぶ

「看護」と「教育」の同形性というのは、端的にいえば、看護と教育が同じ形をしているという意味です。

これは、私が20年間、学校教育の世界と看護教育の世界を行き来するなかで得た1つの確信なのですが、生身の人間と生身の人間が向き合い、互いにかかわり合うという意味では、患者と看護師の関係は、学ぶ人と教える人の関係と同形であるということです。したがって、皆さんが日々患者とかかわるなかで大切にしていることと、教える人として学ぶ人にかかわるなかで大切にされる必要があることは、本質において何も変わらない、同じ形をしているということなのです。

ですから、本気で「教育」について学びたいと思うのであれば、専門家の話や文献から学ぶよりも、むしろ「看護」から学んだほうがよいのではないかということです。

このように聞いて、読者の皆さんはどのように思われるでしょうか。私は小学校や中学校の教員にも、「本気で教育について学ぶのであれば、看護から学ばせてもらったほうがいい」と言って、たびたび引かれてしまうことがあるのですが、こればかりは私が得た確信なので、どんなに引かれても今後も言い続けていこうと思っています。

けれども、皆さんにとってはどうでしょう。看護師である皆さんにしてみると、どうしても教育というのは、自分の行ってきた看護とは違う何か特別な世界があって、それを新たに特別なものとして学ばなければならないと思いがちなのではないでしょうか。そのことが、看護とは違う特別なものとして教育を考えることにつながり、学んだぶんだけ「教育」についての一般的理解や「こうあるべき」「こうすればこうなる」と

いった考え方を強化し、本来、看護と同じ豊かなはずの教育を貧しく窮屈なものにしてしまう可能性が高いのではないかと思います。

そう考えると、むしろ皆さんが大切にしている「看護」をこの機会に見つめ直してみることで、そこでの大切さが「教育」にとっても大いに通じる大切さなんだという理解に立つことができたら、皆さんにも「教育」がもっと身近なものに感じられてくるのではないでしょうか。

この意味で、「看護」から「教育」を学ぶということは、そもそも皆さんが経験してきた「看護」自体が豊かなものであったのかが問われてくることになるのかもしれません。「看護」と「教育」が同じ形をしているということは、皆さんが経験してきた看護が貧しいものであったとしたら、自ずと教育も貧しいものになってしまうからです。ですから、「看護」から「教育」を学ぶということは、教育を豊かにするだけでなく、同時に日々の看護を問い直し、より豊かなものにしていくことと表裏一体の関係にあるといってもよいでしょう。

こうしたことも頭の隅に置きながら、以下では「看護」と「教育」の同形性について、どれほど看護と教育が通じ合っているのかを皆さんと一緒に確かめていきたいと思います。

何が看護で何がそうでないか

まず最初に皆さんと分かち合っておきたいことばがあります。皆さんはどこかで次のことばをご覧になったことがあるでしょうか。

看護であること・看護でないこと

各地の研修会や講演会で機会があるたびによく尋ねてみるのですが、受講者の皆さんの圧倒的多数が、初めて見ました、初耳ですとおっしゃいます。なかには、なんとなくどこかで聞いたことがあるかもしれないけれど、はっきりしないという人もいますが、皆さんはどうでしょうか。

このことばは、もともと英文の翻訳ですから、参考までに原文を紹介すると次のとおりです。

　What it is, and what it is not.

　初めて見ました、初耳ですということは、看護師の皆さんにはありえないはずなのですが、いかがでしょうか。そろそろ思い出された方もいらっしゃるかもしれません。もし、最初からすぐにわかったという方には、まどろっこしい言い方をして申し訳ありませんでしたが、そうです、これはナイチンゲールの『看護覚え書』*3のサブタイトルです。
　サブタイトルですから必ず表紙に書いてありますね。にもかかわらず、記憶にまったくないとか、すっかり忘れてしまっていたとか、買わされたけど今はどこに行ってしまったかわからないという人までさまざまでしょう。おおかた1年生のときに指定されたテキストでしょうから、覚え書なのに忘れてしまうのは無理もないことだと思います。
　実際に読んでみるとかなり具体的に書かれているので、実践の機微のようなところは臨床経験のない看護学生にはピンときにくいかもしれませんし、独特の皮肉っぽい言い回しも頭に入りにくいところがあるかもしれません。しかし、臨床経験を積んだ皆さんであれば、今あらためて読み返してみると、印象もずいぶん違うのではないでしょうか。

▶ ナイチンゲールに学ぶ

　私が初めて『看護覚え書』を手にしたのは、看護の世界にかかわるようになった最初のころでした。看護の素人の私にとってもこの本は、内容もさることながら、その表紙に書かれたサブタイトルには目を見張るものがありました。目から鱗が落ちるとはまさにこのことかと思うほど、サブタイトルの「看護であること・看護でないこと」ということばは私にとって衝撃的だったのです。皆さんとまず分かち合っておきた

かったのは、このサブタイトルが意味するものです。

　『看護覚え書』を手にした当時の私は、すでに10年くらい学校教育の世界にかかわっていました。振り返ってみると、そのころは"教育とは何か"という問いの立て方をする人たちに山のように出会って、辟易としていた時期でした。ですから、このサブタイトルが目に飛び込んできた瞬間、「看護であること・看護でないこと」ということばは、いったい"何が看護で何がそうでないか"を問うたナイチンゲールの姿勢の表れとして、また、その問いがもつ深さ・確かさは、暗雲から一筋の光が差し込んでくるかのように新鮮で、感激もひとしおだったのです。

　正直なところ、『看護覚え書』を手にした当時の私には、看護師である皆さんに、このようなことがいえる素晴らしい先輩がいることが羨ましく思えました。というのも、学校教育の世界では、"教育とは何か"という問いにはしばしば出会っても、「教育であること・教育でないこと」、いったい"何が教育で何がそうでないか"といった問いにはそれまで出会うことがなかったからです。

　ここで注目してほしいのは"問いの質"なのです。つまり、"教育とは何か"という問いの立て方と、私が読み取った"何が看護で何がそうでないか"という問いの立て方では、明らかに問いの質が違うということをいいたいわけです。

　たとえば、"看護とは何か"と問われたとします。それが何か答えなければならないようなシチュエーションだとしたら、きっと何かを頭に思い浮かべるのではないかと思います。けれども、それをそのまま口に出すのはためらわれます。何かもっと高尚なことをいわなければならないと思ってしまい、体裁のよいことばを探しているうちに、どんどん具体から離れて抽象的な表現になってしまいがちなのが、この種の"○○とは何か"という問いの特徴なのです。

　ですから、上空5000メートルくらい上のほうにいる人たちは、この種の問いが大好きです。「看護とは何か」「看護とはこういうものである」「したがって、今日の看護師に求められる看護実践能力はこうあるべき

だ」といった考え方と容易に結びついて、現場にガイドラインが降っておりてくることにもなるのです。このような言い方は少々乱暴だったかもしれませんが、『看護覚え書』を手にした当時の私はそういった考え方に現場が振り回されるのにはうんざりだったということです。もちろん、そうしたトップダウンで物事が進められることに対しては、今でも変わらず常に抵抗感を感じてしまいますが、では、私が読み取ったナイチンゲールの問いとは、どのような質を備えているのでしょうか。

　"何が看護で何がそうでないか"という問いが成り立つということは、まず、自分の目の前に対象となる患者がいるということです。そして、その患者に対して自分自身が行ったなにがしかの行為があって、その行為が果たして「看護」と呼べるものになっているのか、そうでないのかを問うていることになるわけですから、これは極めて"実践的な問い"だということです。それがこの問いの優れた格好よさだと思いますし、私が感激した理由でもあります。おそらく、上空5000メートルくらい上のほうにいる人たちは、悔しくてもこの問いには答えられないと思います。なぜなら、その人たちには日々の実践がないからです。

　「看護であること・看護でないこと」、いったい"何が看護で何がそうでないか"、それを自分の目の前の患者とのかかわりのなかで問うということ。原著初版（1859年）の刊行から150年以上を経て今もなおこの問いが色褪せないのは、それが看護実践の本質を問うているからにほかなりません。

▶ 看護と業務の違い

　"何が看護で何がそうでないか"という問いとの関連で、もう少し考えておきたいのは、「看護」ということばと「業務」ということばの使い分けについてです。皆さんはこの2つのことばの使い分けというのを普段どのくらい意識しているでしょうか。「看護業務」というように、すでに四文字熟語にされてしまっている現状もあるようですから、使い分けと

いわれてもほとんど意識したことがないという人も少なくないかもしれませんが、皆さんはどうでしょうか。

　私がこの「看護」と「業務」という2つのことばの使い分けが気になるようになったのは、ここ数年、いろいろな施設や協会で行われる講演会や研修会に招かれることが多くなってからです。行く先々で出会う中堅看護師の皆さんに、口々にこんなことを言われます。「先生、私たち毎日毎日、業務をこなすだけでいっぱいいっぱいで、最近自分が何をやっているのかよくわからなくなってしまっているんです」「来る日も来る日も業務に追いまくられて、もうへとへとで、あと1年がんばれるか自信がもてません」。

　読者の皆さんも、ついこのような愚痴をこぼしたくなることがあるかもしれませんが、あるとき、ふと思ったのは、まだ次のような愚痴には出会ったことがないということです。「私たち看護が大変で大変で、もういやになっちゃってるんですよ」。

　もちろん、ことばの使い分けを意識して愚痴るということは考えにくいことです。しかし、愚痴のなかに登場するキーワードは明らかに「業務」であって、「看護」ではないということです。そこで、行く先々で、機会があるたびに先ほどのように使い分けについて尋ねてみると、ほとんど多くの方は、普段使い分けを意識することはないそうです。けれども、時折、自分なりの考えを教えてくださる方もいらっしゃいます。

　たとえば、「患者さんがいて、そこにかかわる看護師がいるからこそ"看護"になる。そうでないのは"業務"」とか、「患者さんを中心に生まれているのが"看護"。そのまわりの部分で、誰がやっても同じだけど、誰かがやらなければならないものが"業務"」というように区別している人に出会ったこともあります。あるいは、「病院の機能評価で、看護部をあげてせっせとマニュアルづくりをしたら、どうも最近、みんなマニュアルにがんじがらめになってしまって、ただ"業務"をこなすだけのようになってしまっているんですよ」と嘆いている人や、「新人には患者さんにかかわるときは"業務"にならないようにね、と教えているんです」

とか、「実習で来た学生さんの前では"業務"ということばはなるべく口にしないようにしています」という人に出会うと、その反対側にその人の考える「看護」があるのではないかと思えてきます。

　また、なかには、同じことをしていてもとらえ方が違っていて、たとえば、患者の褥瘡予防には、ある程度時間をおいて体位変換を行う必要があることは、皆さんにとって当たり前のことだと思います。その当たり前のことを当たり前のこととしてきちんとやることが、その患者にとっての大事な「看護」になっているんだと思えてやっている人にも出会います。ところが、その一方で、「何を言っているんですか。私たちはチームで看護をしているんですから、そんなことは私が行かなくても、決まった時間になれば誰か別の看護師が行ってやるんです。それは決まったことを交替でこなしていく"業務"の一環なんですよ」と言い張る人に出会ったこともあります。

　さらに、こんなエピソードも耳にしたことがあります。ある著名な看護の先生が、入院してえらくご立腹だったそうですが、何にそんなに怒っていたのかというと、「この病院のナースは私を見ないで、点滴しか見ていない！」と言って、怒り心頭に発していたそうです。

　いかがでしょうか。ここまで具体例をいくつか紹介してきましたが、「看護」と「業務」という2つのことばの使い分けをこれまで意識したことがなかったという人も、こうして見てくると、なんとなくでも、そこには何か一線を画すものがあるように感じられてきたのではないでしょうか。また、これまで使い分けを意識してきたという人は、自分の考えとの重なりや違いに気づくこともあったのではないでしょうか。なかには、「もともと"業務"というのはなくて、すべては"看護"なのだから…」と考えていた人もいるかもしれません。

　もちろん、こうした使い分けは必ずしも万人に共通するものではないと思います。何を「看護」としてとらえ、何を「業務」としてとらえるのかということは、人によって重なり合ったり、微妙に食い違ったりするのも自然なことではないかと思います。けれども、実はこの何が「看

護」と「業務」の一線を画すものなのか、その違いをどのように見極めるのかということは、看護師である皆さんが"何が看護で何がそうでないか"という問いと向き合っていくことにも通じる、とても大事なことではないかと思います。

▶ なぜ「看護観」が大事なのか

　「看護であること・看護でないこと」、いったい"何が看護で何がそうでないか"、150年以上も前のこの問いは、今日的には、何を「看護」として自分がとらえて実践しているのか、あるいは何を「業務」として日々こなすようにしてしまっているのか、ということとも大いに重なってくる問題だと思います。

　ここで確認しておきたいのは、そうした違いを見極める土台となってくるものこそが、皆さんが看護学生時代から自分自身のなかに育ててきた「看護観」だということです。つまり、自分自身のなかに「看護観」という土台があればこそ、何が看護で何がそうでないかも、看護と業務の違いも、その見極めが可能になってくるということなのです。

　おそらく皆さんも学生のころに、「看護観が大事」ということは教わってきたのではないかと思います。けれども、「だ・い・じ」とは教わっても、何がどのように大事なのかまでは腑に落ちていない人も少なくないようです。なぜなら、いわゆる看護観というのは、学生時代に経験する「作文」と結びついて経験されていることが圧倒的に多いからかもしれません。しかも、その作文というのは、せっかく書いて出しても教員が朱を入れて差し戻すということの繰り返しで、教員の期待する素晴らしい出来栄えの作文を仕上げることが、看護観なのだという受け止め方がなされてしまっていることも多いのではないでしょうか。

　しかし、ここで皆さんと確認しておきたい「看護観」の大事さというのは、このような作文としての出来・不出来のことではありません。

　たとえば、学生時代の臨地実習を思い出してみてください。記録に追

われ、睡眠不足でふらふらになりながらも受け持ち患者のところに通う毎日だったかもしれませんが、そうした日々のなかでも、病棟に行っていれば、時折、自分の視界のなかに、ありえない看護師の振る舞いが入ってしまうこともあったのではないでしょうか。実際、看護学生や新人看護師を対象にした講義や研修会の機会を通じて、直接尋ねてみることもあるのですが、ほぼ100パーセントの人たちが一度や二度はそうした経験をしているようです。

では、ありえない看護師の振る舞いが視界に入ってしまったときに、自分のなかにはどんな思いがわき起こったのでしょうか。その思いを指導者や教員にざっくばらんに打ち明けることはできたでしょうか。皆さんがどうであったかはわかりませんが、実際に看護学生や新人看護師に尋ねてみると、予想以上に話せていない、あるいは話せるような関係になかったという答えが多く返ってきます。すると、自分のなかにわき起こった思いはいったいどこへ向ければよいのでしょうか。そこで、ひょっとすると、更衣室に戻って、グループのメンバーに「ちょっと聞いてくれる？」「ありえないでしょ」「もし先生があんなところを見つけたら、かんかんになって怒るよね」などと、陰で看護師の悪口を言っているのではないかと尋ねると、それがかなり当たっているようなのです。なかには、帰りがけに他のグループと合流して、ひとしきり看護師の悪口に花を咲かせることもあるようです。

私が何をいいたいのか、皆さんにはわかっていただけるでしょうか。つまり、そうやって陰で看護師の悪口が言えるということ自体が、その学生のなかに確かなかたちで「看護観」が芽生えている証しなんだということです。目の前で、仮にどのような看護師の振る舞いが繰り広げられていたとしても、その人のなかに「看護観」が育っていなければ、網膜には映っても通り過ぎていってしまうだけでしょう。それが「ありえない！」と引っかかることができるということは、そこに「看護観」があるからにほかなりません。もちろん逆もそうだと思います。「あの看護師さんの患者さんへのかかわりってすごいな」とか、「私もあんなふうに

なれたらいいな」と思えるのだとしたら、そこにも立派に「看護観」があるということなのです。

　「看護観が大事」ということは、このような意味での「看護観」を自分のなかに育てていくことの大事さなのだと思います。なぜなら、看護の対象となる皆さんの目の前の患者（あるいは療養者・利用者）には、一人ひとりみんな「個別性」があるからです。看護診断やクリニカルパスが普及した現状では、「個別性のある看護」という金科玉条も、いったいどこへいってしまうのかと疑問に思うことがありますが、皆さんの目の前の対象が人である以上、その人に「個別性」が備わっているということは、昔も今も変わることはないはずです。

　看護の対象一人ひとりが違うのはもちろん、その人にかかわる皆さん一人ひとりも違うのは当然のことですから、そのかかわりのなかで生まれる看護を、すべてあてがいぶちのノウハウやマニュアルのなかに押し込めることはできません。誰が誰に対しても、こうすれば必ずこうなる、というようにはならないのが、むしろ、看護の奥深さなのではないでしょうか。だからこそ皆さんには、自分の今ここでのかかわりが、果たしてこの患者に対して看護になっているのか、そうでないのか、あるいは、ただ業務をこなすようなかかわりになってしまってはいないかと、絶えず問い続ける必要があるのだと思います。そして、その問いと応答していくためには、自分のなかに確かな土台となるものが欠かせません。すなわち、それが「看護観」なのです。それが、皆さんが自分のなかに「看護観」を育てることが大事だといわれ続けてきた理由なのだと思います。

自分のなかに「教育観」を育てることの大切さ

　「看護」と「教育」が同じ形をしているということは、これまでお話ししてきたことが「教育」とも大いに重なり合うということです。

　教育の役割を担った皆さんがかかわることになる目の前の学生や新人、スタッフ一人ひとりにも「個別性」があるのはもちろんですが、皆

さん一人ひとりにも「個別性」があることはいうまでもありません。そう考えてもらえれば、看護と同じように、そこでのかかわりをすべてノウハウやマニュアルに押し込めることはできませんし、誰が誰に対しても、こうすれば必ず相手はこう学ぶ、こう育つ、というような、あたかも万能薬のような教育方法はどこにもないことがわかるのではないでしょうか。たとえ同じ病気の患者に対して同じようにケアをしたとしても、必ずしも同じ反応が返ってくるとは限らないことは、皆さんが一番よく知っていることではないかと思いますが、それは教育でも同じことです。ひとくちに新人といっても一人ひとり「個別性」があるのは当然ですから、同じようにはたらきかけても相手によって反応は違うでしょうし、わかるようになるなり方やできるようになるなり方も一人ひとり違うのはもちろんです。対象が変われば看護が変わるように、教育も対象に合わせて変化していくのが自然なことなのです。

　ですから、教育の役割を担った人というのは、今ここでの自分のかかわりが、果たしてこの目の前の対象にとっての教育になっているのか、そうでないのか、この人の学びや育ちに向けて少しでも援助につながっているのかどうかということを、絶えず問い続ける必要があることになります。では、その問いと応答していくために何が土台になるのかというと、それが「教育観」です。つまり、看護師が自分のなかに「看護観」を育てていくのと同じように、教える人というのは自分自身のなかに豊かに「教育観」を育てていく必要があるということなのです。

　「教育」をどのように学ぶのかについては、先に「何でも鵜呑みにする風潮」を指摘しました。もちろん、いろいろな人の話にふれたり、文献を読んだりするのもよいことだとは思いますが、それは鵜呑みにするためではなく、自分自身の「教育観」を豊かにしていくうえでの参考にするためなのだと思います。自分のなかに「教育観」を育てていくのは自分自身なのですから、あくまでも自分が主体となって教育を学んでいくのだという姿勢を大事にして、この本も、皆さんが自分自身の「教育観」を豊かに育てていく参考にしてもらえたらと思います。

実践家のまなざしはどこに向けられているのか

～～～ 私たちは「実践家」であるということ ～～～

　ここで、もう一つ皆さんと分かち合っておきたいのは、実践家のまなざしはどこに向けられているのかということです。

　このようにお話しすると、読者の皆さんのなかには「実践家」ということば自体が耳慣れないという方もいらっしゃるでしょうから、まず最初にこのことばの意味から始めることにしましょう。

　「実践家」ということばが耳慣れないという方も、自分自身が日々目の前の患者とかかわって行っている看護を「実践」と呼ぶことには異存はないのではないでしょうか。ひょっとすると普段は何気なく使っているのかもしれませんが、その「実践」ということばを、この機会に少し重みをもったものとして味わってみてほしいと思います。

　私がこの「実践」ということばに託す意味は、それを仕事として専門にした人は、物を作ったり売ったりする仕事を専門にした人たちとは、基本的に立っている場所が違う、そもそも生きている世界が違うということです。たとえば、ナイチンゲールの次のことばは、その違いを端的に表しているように、私には思われます。

　「自分自身はけっして感じたことのない他人の感情のただなかへ自己を投入する能力を、これほど必要とする仕事はほかに存在しないのである。——そして、もしあなたがこの能力を全然持っていないのであれば、あなたは看護から身を退いたほうがよいであろう。看護婦のまさに基本は、患者が何を感じているのかを、患者に辛い思いをさせて言わせ

ることなく、患者の表情に現れるあらゆる変化から読みとることができることなのである」。*4

　さらにいえば、「看護」と「教育」の同形性という確信を得た今の私にとって、このナイチンゲールのことばは、看護師のみならず教えることを自らの仕事として専門にした教師にもそのままあてはまるものとして受け止められます。対象が患者であるか、児童・生徒・学生であるかの違いはあったとしても、生身の人間と生身の人間が向き合い、互いにかかわり合うなかで生まれるのが「実践」であることに違いはありません。そうした「実践」を自らの仕事として専門にしたということは、自分自身がその実践を切り拓き、絶えず実践を創造していく主体であるということです。ですから、かねてから私は、看護師や教師の区別なく、自らが主体となって「実践」を切り拓き、創造していく人たちを、尊敬を込めて「実践家」と呼ぶようにしてきました。

　しかし、昨今はこの「実践家」が軽視される傾向にあるように感じざるをえません。物を作ったり売ったりする世界の管理の手法が実践家の世界に幅をきかせるようになって、たとえば、看護管理者研修などに「看護管理」を学びに行ったはずの受講者が、すっかり「病院管理」の頭になって帰ってくるといった嘆かわしい現状も広がっているようです。実践家の魂をどこかに忘れて、何でもそのまま鵜呑みにする風潮は、ここでも困ったものです。

　そもそも、物を作ったり売ったりする世界と実践家の世界は本質的に違うのです。ですからなおのこと、この機会に読者の皆さんには、ぜひ自分自身が「実践家」であるということに誇りをもっていただけたらと思います。また、この本では、これ以降、たびたびこの「実践家」ということばを使うことがあると思いますので、私がこのことばに込めた意味を胸にとめて読み進めていただけたらと思います。

　では、そろそろ本題に戻りましょう。そもそも実践家のまなざしはどこに向けられているのでしょうか。次のような例をとおして皆さんと一緒に考えてみたいと思います。

「初学者」と「実践家」のまなざし

　ある1年生の基礎看護学実習でのことです。学生が受け持ち患者の食事介助をしているときのことでした。やや緊張しながらも学生なりに一生懸命、患者の口にスプーンで食事を運んでいたのですが、何かの拍子に患者がむせてしまい、その場でもどしてしまいました。

　このとき、学生がどのような行動をとったのかについては、後ほどお話しします。ここではまず、純粋に一人の看護師として、看護の実践家として、自分自身が目の前の患者に食事介助をしている最中に、このようなことが起きてしまった場合を想像してみてください。自分の目の前で患者がむせてしまい、その場でもどしてしまったら、その瞬間、自分だったらどうするか、どんな行動をとるのかということです。教育の役割とか、学生にどうかかわるかとか、そういうことではなく、あくまでも、看護師の自分はその時その場でどうするのかを思い浮かべてみてほしいのです。どうでしょう。思い浮かべられたでしょうか。

　私がこれまでに出会った看護師の皆さんの多くは、「大丈夫ですかと声をかけて、背中をさする」「患者さんの表情や顔色を見て、のどに詰まっていないかチェックする。必要なら吸引をする」「少し落ち着いたらバイタルを測る」「患者さんの状態を観察する」そうです。皆さんも似たようなことを思い浮かべたのではないでしょうか。なかには、咀嚼に「ごめんなさい」ということばが出るという方もいました。その理由を「自分が患者の口に食事を運ぶタイミングが、患者さんのリズムに合わせられなくて、むせさせてしまったから」とおっしゃっていましたが、いわれてみると確かにうなずけますね。また、私が以前かかわった新人看護師対象の研修会では、さっと両手を前に差し出して受け止めるというジェスチャーをしてくれた人が複数いました。よいかわるいかは別にして、これには健気な反応だなと感心させられました。

　いくつか例をあげてみましたが、素手で受け止めるというのはともか

く、多くの看護師が、このようなシチュエーションで咄嗟にとるであろう行動というのは大いに重なり合うのではないかと思います。むしろ、それが当然のこととして皆さんには思われるのではないでしょうか。

では、先ほどの看護学生は、そのときどうしたのでしょうか。実はこの学生は、ショックのあまり泣き出して過換気発作を起こしてしまい、その場にいられなくなり、別室で休ませてもらうことになりました。思わず苦笑いしてしまったという読者の方もいらっしゃるかもしれませんが、それがこの学生に起きた事実です。ずいぶん皆さんとは違いますね。

この違いを手がかりに、実践家のまなざしについて考えてみるとどうでしょうか。皆さんがとるであろう行動を踏まえると、皆さんのまなざしというのは、明らかに患者のほうに向いていることがわかると思います。つまり、実践家というのは、患者のほうにスッとまなざしが向くのが当たり前の世界に生きているということなのです。ですから、先ほど紹介した新人看護師の行動は、よしあしはともかく、わが身を差し置いてでも吐物を受け止めようとして、咄嗟にからだが動いてしまっているわけですから、まなざしはすでに対象に向いていることがわかると思います。この意味では、新人もすでに立派な実践家の仲間になっているということなのです。

それでは、一方で、過換気発作を起こした看護学生のまなざしはどこに向けられているのでしょうか。いうまでもないことかもしれませんが、自分に向いているということです。

こうした学生の自分向きのまなざしというのは、皆さんにはどのように感じられるのでしょうか。「ありえない」「理解できない」ことでしょうか。それとも、「初学者であれば無理もない」「わかる気もする」といったものでしょうか。

忘れてしまっている人もいるかもしれませんが、この学生がいる自分向きのまなざしの世界は、皆さんがかつていた場所なのではないかと思います。つまり、誰もが看護の世界に入る以前は、この学生と同じ自分向きのまなざしの世界にいた可能性が高いのではないかということで

す。冷静に考えてみてください。今でこそ皆さんがいる看護の世界では、対象にまなざしがスッと向くのは当たり前ですが、そうではない一般の世界にいる人にとっては、突然、目の前で赤の他人にもどされたとしたら、それは相当なショックに違いありません。まして、吐物が自分をめがけて飛んできたら慌てて逃げるでしょうし、万が一、逃げ損なって自分の洋服に付いてしまったら、絶叫するか、怒り出すか、茫然自失の状態になってしまうかもしれません。けれども、それがむしろ自然な反応なのではないかと思います。

　そう考えると、皆さんにとっての日常は、一般の世界からするとかなり非日常の世界に見えるかもしれません。たとえば、入院が決まった初対面の患者に対して、「ちょっと見せてくださいね」と言って、いきなりお尻を見るなどということは、それこそ、看護の世界でなければ「ありえない」ことだと思います。先ほどの過換気発作を起こした学生のことも、看護の初学者であることを考えれば、無理もないことのように思えるのではないでしょうか。

まなざしの変化と「実践家」としての成長

　このように「初学者」のまなざしと「実践家」のまなざしを対比してみると、その間をつないでいるのが看護基礎教育であることもはっきりしてくると思います。

　つまり、看護基礎教育が何をしていることになるのかというと、学生が看護についてのさまざまな知識や技術を学んだり、臨地実習で出会った患者との具体的なかかわりをとおしていろいろなことを経験させてもらったりするのはもちろんですが、そうした機会を通じて、行きつ戻りつしながらも、最終的には、患者のほうにスッとまなざしが向くのが当たり前の世界まで学生をいざなっていくのが、看護基礎教育がしていることの本質だということになります。

　実際、これまで全国各地で数え切れないほどたくさんの看護学校にか

かわってきましたが、おおかたの学生は卒業段階で、自然と患者のほうにまなざしが向けられるように、先生方も熱心に学生にかかわっているように感じています。

　もちろん、学生には「個別性」がありますから、1年生の基礎看護実習で、すでにその兆しが見られる学生もいると思います。

　ある学生が初めて陰部洗浄をしていたときのことです。洗浄している途中で便が出てしまい、学生は驚いて「あっ」と小さな声を上げてしまったそうです。その声が患者の耳に届いたかどうかはわかりませんが、患者に特に変わった様子もなく、陰部洗浄は無事終えることができました。午後のカンファレンスで、学生は自分のしてしまったことを気にして、患者がそのときどんな気持ちだったのかに思いをめぐらしていたそうです。そして、患者に失礼なことがないように、嫌な思いをさせないようにと意識して、翌日、再び陰部洗浄に臨みました。そうした学生の健気な姿に、初学者であったとしても、自分向きだったまなざしが、対象に向かいつつあることをうかがい知ることできるのではないでしょうか。まだ基礎看護実習でのことですから、この学生も今後もさまざまな経験を重ねるなかでは、時にはまなざしが自分向きになる瞬間もあるかもしれません。けれども、やがては、患者にまなざしが向くのが当たり前になっていくのでしょう。

　こうして見てくると、まなざしの向きが、自分から対象へと変化していく過程が、そのまま「実践家」になっていく過程と重なっていることがよくわかると思います。実は、このことも「看護」と「教育」は同じ形をしているということなのです。

　教える人というのも、駆け出しのころは、誰もが自分にまなざしが向きがちです。たとえば、「これだけ教えてやっているのに、ちっともできない」「ちっともわからない」と文句を言っている状態というのは、「できる・わかる」という見返りがないことへの文句と同じですから、まなざしが自分に向いている証拠のようなものです。

　このことは、看護に置き換えてみれば、そのおかしさがわかりやすい

と思います。看護師が「これだけ足浴をしてあげているのに、この患者はちっともお礼を言わない」などと文句を言うでしょうか。ありえませんね。見返りを期待して患者にケアしているわけではないのは当然でしょうし、その患者が少しでもよりよい状態になってくれればと思ってせっせとかかわっているのが看護師なのだと思います。もちろん、患者や家族にお礼を言われて嬉しくなるのも自然なことでしょうが、それが目当てで看護をしているわけではないはずです。お礼を言える状態にない患者のケアに心を砕いているときの自分を思い出してみてください。皆さんが患者の回復過程や療養過程に日々心を砕いているのと同じように、教える人というのは、自分の目の前にいる学生や新人、スタッフの学習過程や成長過程にどのような援助ができるのかと絶えず心を砕いてかかわるわけですから、そのかかわりが自分に対してどうなのかという問題ではないのです。

　いかがでしょうか。皆さんも自分が担うことになった「教育」の役割に置き換えて考えてみることができるでしょうか。

　プリセプターなど新人に直接かかわる役割を担った人たちのなかには、「期日までにチェックリストが全部埋まらない。どうしよう」とか、「新人が思うように成長しないと、私の指導がわるいと先輩から怒られちゃう」などと気にしている人も少なくないようですが、そんなときのまなざしは自分向きになっていることがわかると思います。上の人の目が気になっているうちは、自分のかかわっている新人にとってどうなのかという方向には、なかなかまなざしは向けられないのかもしれません。また、イメージマップ（第1章−1）で確かめたように、そこに「大変」「難しい」「めんどうくさい」ということばが現れているとしたら、その部分も、まなざしは自分向きになっているのだといえるでしょう。

　けれども、教える人としての成長過程にとっては、そうした自分向きのまなざしの世界から出発するのも、ある意味、自然で素直なことのようにも思われます。ですから、時には立ち止まって、自分のまなざしが今どこに向いているのかを確かめてみることは、教える人としての自分

自身の成長を知るうえでも大事なことだと思います。そして、教育について学ぶ機会を得たり、教えるということを実際に経験したりすることをとおして、行きつ戻りつしながらも、次第に、相手にとってどうなのかというように、まなざしをまっすぐ対象に向けられるようになれたら素敵なのではないでしょうか。

> **Column 「看護基礎教育」と「卒後教育」の接続**
>
> 　多くの看護学生が卒業段階で、患者のほうにまなざしを向けることができるようになっているということをお話ししましたが、就職した先が、新人を「1年生」と呼び、上から目線で扱う世界だとしたら、どうでしょうか。
> 　先輩に怒られないように、顔色をうかがって、びくびくしながら過ごす毎日であれば、せっかく患者のほうに向けられるようになったまなざしも、自分向きになってしまうでしょう。しかも、上にいる人たちのなかには、「まったく、この子ときたら、いつも自分のことでいっぱいいっぱいなんだから」「もっと患者さんのことを考えなさい」と文句を言う人もいるでしょうから、ますます新人は自分向きになってしまいます。
> 　このように考えてみると、新人に対する卒後教育というのは、まなざしを自分向きにさせておいて、再び1年をかけて患者のほうに向けられるようにしていくという、まどろっこしいことをしている可能性もあるわけです。
> 　ですから、看護基礎教育と卒後教育をもっとスムーズに接続していくには、まなざしを患者に向ける仲間として新人を迎え入れていくことが大切になってくるのではないでしょうか。患者にとってよりよい看護がしたいという思いには、上も下もないはずです。共にまなざしを患者のほうに向けて、実践家として共に学び合い育ち合うことができたら理想的だと思います。

引用・参考文献
* ＊1 藤岡完治，目黒悟：臨床的教師教育の考え方とその方法．屋宜譜美子，目黒悟編：教える人としての私を育てる；看護教員と臨地実習指導者，医学書院，2009，p.27．
* ＊2 目黒悟：看護教育を拓く授業リフレクション；教える人の学びと成長，メヂカルフレンド社，2010，p.128-131．
* ＊3 フロレンス・ナイチンゲール著，湯槇ます監修，薄井坦子，小玉香津子他編訳：看護覚え書；看護であること・看護でないこと，改訳第7版，現代社，2011．
* ＊4 前掲書＊3，p.227．

第4章
教育的なかかわりの場の特徴

「相互性」の場であるということ

「教育的なかかわり」の場を広くとらえる

　「人を育てる」という意味においては、講義や演習、臨地実習に限らず、学生や新人、スタッフに対する指導場面は、すべて「授業」であり、「教育的なかかわり」の場です。

　「授業」ということばを使ってしまうと読者の皆さんのなかには、自分とは縁遠いもののように感じてしまう人もいるかもしれませんが、看護学校や院内研修などで行われる講義や演習だけが授業なのではありません。学生に対する実習指導もそうですし、新人やスタッフに対する個別の指導場面も、そこで学ぶことと教えることが経験され、教える人がその場で具体的に行っているのが教育的なかかわりである以上、私にいわせれば、すべては「授業」であり、「教育的なかかわり」の場にほかなりません。

　時折、病棟にやってきた学生を見て、「こんなこともできない、わからない」「学校では何を指導しているんですか」「よくそれで実習に来させられますね」などと文句を言っている実習指導者やスタッフを目にすることがありますが、教員も教員で、そんなふうに言われないようにしようと懸命になって学生指導を行っている姿を見かけると、この人たちはみんな臨地実習を「授業」だとは思っていないのではないかと感じてしまいます。できなかったことができるようになったり、わからなかったことがわかるようになったりする場が「授業」なのですし、「教育的なかかわり」の場なのです。もし、できることやわかることをチェックする

のが臨地実習の目的なのであれば、それは「授業」ではなく「試験」と呼ぶほうが相応しいでしょうし、そもそも、はじめからできたりわかったりするのなら、わざわざ臨地実習に行く必要はないとさえいえるでしょう。

こうしたことは、院内での集合研修だけでなく、新人やスタッフへの個別の指導場面についてもあてはまるのではないかと思います。新人が「きちんと挨拶ができない」「態度がわるい」とプリセプターに文句を言ってくるスタッフもいるようですが、では、そのスタッフ自身の新人へのかかわりはどうなのでしょうか。自ら積極的に新人にかかわろうとしているのでしょうか。些細なことのように思われるかもしれませんが、自分から声をかけるだけでも、そこには「教える―学ぶ」の関係が豊かに経験される教育的なかかわりの場が生まれるのです。そう考えると、「教育」の役割の有無にかかわらず、日常的な新人やスタッフとのかかわりも、すべてが「教育的なかかわり」の場に含み込まれることがわかるのではないかと思います。

ですから、読者の皆さんにはこの機会に、「授業」や「教育的なかかわり」の場というものをもっと広くとらえられるようになっていただけたらと思います。そのためにも、本章では「教育的なかかわり」の本質に焦点をあてて、その場がどのような特徴をもっているのかを整理していきたいと思います。

互いに相手を感じて動く

「教育的なかかわり」の場の特徴には、大きく「相互性」「一回性」「方向」の3つのキーワードをあげることができます。ここではまず「相互性」について詳しく見ていくことにしましょう。

次のページの図1に示したように、「教育的なかかわり」の場というのは、自分と相手とのかかわりによって絶えず複雑に変化する「相互性」の場です。

図1 相互性の場

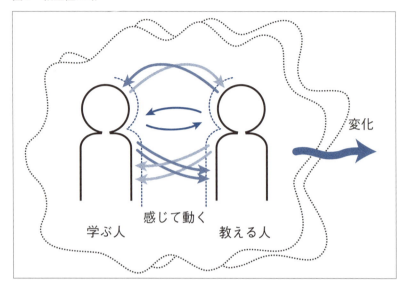

　「看護」と「教育」の同形性（第3章）を思い出してもらえれば、この図の右側にいる教える人と左側にいる学ぶ人の関係は、そのまま看護師と患者の関係に置き換えられることがわかると思います。つまり、人と人とが向き合ってかかわるという意味では、教える人と学ぶ人の関係も、看護師と患者の関係も、本質は何も変わらないということです。
　第2章の後半では、「ことば」に注目して教えるとはどのようなことなのかを考えてみました。けれども、人と人とが向き合ってかかわるということは、そこでの関係が「ことば」だけで成り立っているわけではないことは、看護師の皆さんであれば理解しやすいのではないかと思います。たとえば、「ことばを発することができない状態にある患者とは思いを通わせることができないのか」と尋ねられれば、これまでの患者とのかかわりを振り返ってみても、「そんなことはありません」と即座に答えられるのではないでしょうか。
　私たちの関係は、なにも「ことば」だけで相手とやり取りをして成り

立っているわけではありません。むしろ、われわれは、目の前の対象のからだ全体を絶えず自分自身のからだ全体で感じていて、自分自身の全身で相手にはたらき返しています。相手もこちらを全身で感じていて、こちらに全身ではたらき返してきます。要は、人と人が向き合ってかかわるということは、絶えず互いに相手を感じて動いていて、その関係が時間の経過とともに変化していくということなのです。

　図1には一対一の関係しか示してありませんが、それは相手が複数になったとしても同様です。その人たちも互いに相手を感じながら動いていて、その全体をこちらも感じて動くということが起きますから、関係が複雑になることはあったとしても、人と人とが向き合ってかかわるということの本質は変わることはありません。

　このような関係のことを私たちは「相互性」[*1,2]と呼んでいます。教える―学ぶの関係も、看護する―看護されるの関係も、この「相互性」の場で成り立っているという認識は、教える人のみならず、生身の人間と向き合ってかかわることを自らの専門とした看護の実践家にとっても極めて重要です。それは、自分と相手との関係を、こちら側とあちら側というように、分けては考えにくい世界のなかに私たちの実践があるからだといってもよいでしょう。

　以下では、皆さんにとって身近な看護場面を例に、このことをより具体的にイメージしてもらえたらと思います。

▶ 自分と相手との分かちがたい関係

　今から皆さんに思い浮かべてほしいのは清拭の場面です。身近な看護場面といってはみたものの、最近は清拭がおざなりになりつつある現状もあるようですから、ひょっとすると読者の皆さんのなかにも身近ではないという人がいるかもしれません。そういう人は、学生時代に学んだ、あるいは臨地実習で経験した"お湯を汲んで行う清拭"の記憶をたぐり寄せて想像してみてください。私が今から皆さんに思い浮かべてほしい

のは、どちらかというと、患者の個別性に心を砕いて行ったその清拭のことなのです。ディスポのタオルで行う清拭のことではありません。よろしいでしょうか。

　あなたの目の前でベッドに横たわっている患者は、今や自分でからだを自由に動かすことも、ことばを発することも困難な状況にあります。その患者の清拭を行っている場面です。からだを拭いていると、自分の手のなかに患者の緊張が伝わってきました。その瞬間、あなたの頭にはどのような思いがよぎるでしょうか。「少し強かったかな」「痛くしちゃったかな」、そんな思いがよぎるかもしれません。けれども、そうした思いがよぎるかよぎらないかと同時に、自分の手の力加減が変わるのではないでしょうか。すると、たった今まで手のなかにあった患者の緊張がほどけていくような感じが伝わってきて、さらに、そのまま清拭を続けていると、今度は、次第に患者が心地よくなっていく感じが手に伝わってきます。しかも、それを感じながら患者のからだを拭いていると、自分自身も患者と共に心地よいひとときを共有しているような感じがしてきて、患者と会話をすることはできませんが、何か思いまで通じているような感じがしてくるのではないでしょうか。それは、束の間ではあっても、「あ〜、看護しているな」と感じられる瞬間かもしれません。

　どうでしょう。そんな場面を皆さんも想像することができたでしょうか。このような清拭の場面は、「相互性」の一つの典型例だと思います。

　そこでは、相手の変化が自分の変化の前提となっていて、同時に自分の変化が相手の変化の前提になっています。つまり、相手の変化に伴ってこちらも変化するわけですし、こちらの変化に伴って相手も変化するわけですから、互いに相手を感じて動いているということは、こちら側とあちら側というように明確に分けては考えにくい、自分と相手とが分かちがたい関係にあるということなのです。先に見たように、私たちがことばを介することなく、心地よいひとときを患者と共有できるのも、互いの思いを通わすことさえ可能になるのも、自分と相手がこうした「相互性」の場のなかにいればこそだといえるでしょう。

▶ 自分の思いが相手に伝わるということ

　こうして見てくると、ことばにしなくても自分の思いが相手に伝わったり、看護師の思い方が患者に影響したりする理由もわかってくるのではないでしょうか。

　以前、新人看護師対象の研修会で、「相互性」について講義をしていたときのことです。もちろん受講者は新人看護師ですから、教育的なかかわりの場の特徴として「相互性」の話をしているわけではありません。誰もが入職早々、当面は仕事を覚えることで精一杯でしょうが、いわゆる業務がこなせるようになってあぐらをかかれても困るので、いずれは実践家として自分自身を育てていってほしいとねがって、看護実践の特徴として「相互性」について話をしているのです。

　ちょうど「相互性」についての話が一区切りしたタイミングでした。「先生！」と、一人の受講者に声をかけられました。「どうしたの？」と尋ねると、「相互性の話を聞いていてハッと思い出したことがあるんですけど」と言うので、「どういうこと？　詳しく教えて」と返すと、「2、3日前に、患者さんに『時間がないんだったら、私のことはあとでいいわよ』と言われた」のだそうです。そのときは「ありがとうございます！」と言って、その場を離れて別のことをやりに行ったそうですが、「相互性」の話を聞いてハッとしたと言います。そして、「就職してからこの半年間、いろいろなことを学ばなければいけない、覚えなければいけないという思いでいっぱいいっぱいだった」「モタモタしていると先輩に怒られてしまうかもしれない」「自分のせいで迷惑をかけて、先輩が帰るのが遅くなってしまったら申しわけない」、そういう気持ちが自分のなかに渦巻いていたけれど、その気持ちを患者の前で顔に出したつもりもないし、ましてや口に出したこともなかったと言います。ところが、その気持ちが患者に伝わって、「時間がないんだったら、私のことはあとでいいわよ」と患者に言わせてしまったということなんですね、と話してくれ

ました。「素晴らしい！　よく気がついたね」と言うと、彼女は少しはにかんだように、こう続けました。「学生時代はあんなに患者さんのことをいろいろ考えられていたのに、就職してからは自分のことしか考えられなくなっていたということがよくわかりました」。思いがけない受講者の気づきに感心した私は、ぜひみんなにもその気づきを紹介してほしいと頼んで、全体の場でも話してもらうことにしました。

　いかがでしょうか。看護師である皆さんには、おそらくこの新人看護師の話はすぐにピンとくるのではないかと思います。看護師の思い方というのはとても大事で、それが患者にも伝わってしまうということは、経験的に皆さんもよくご存じのことではないでしょうか。自分の思い方が相手のところで何らかの言動なり行動となって、こちらの目に映るということはしばしばありうることだと思います。

　ですから、「相互性」の場では、清拭の例に見たように、相手とことばを介さなくても共に豊かな時間が共有できたり、互いの思いを通わせたりすることができるのもそうですし、その一方で、この新人看護師の例のように、目の前の対象のところで起きていることを自分がつくり出している可能性もあるということなのです。

自分の見ている対象をつくり出すのは自分

　「看護」と「教育」の別なく、私たちが実践家である以上、「相互性」ということをしっかりと認識しておくことが重要になるのは、新人看護師の例が教えてくれているように、自分が向き合ってかかわる目の前の相手は、まっさらな白紙の状態でそこにいるわけではないということになるからです。自分の目の前にいるのは、すでにこの私を感じて動いている相手なわけですから、生身の人間と向き合ってかかわることを自らの専門にするということは、自分が見ている対象をつくり出しているのは自分自身かもしれないということを絶えず意識していることが大切になってきます。

図2　蛇に睨まれた蛙

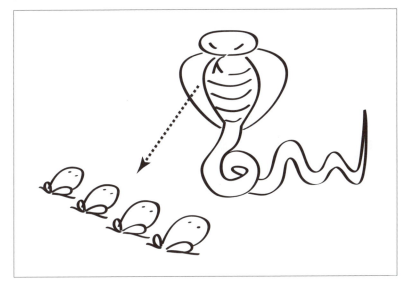

　これはある病院の実習指導者に教えてもらったことです。実習のたびに看護学校の教員が病院にやってくるのはもちろんですが、来る日も来る日も「まったくも〜、いまどきの学生は〜」と文句ばかりを言っている教員がいるそうです。「何を考えているのかわからない」「言われたことしかやらない」「どうしてもっと主体的に動けないのかしら」「カンファレンスになったら、まるでお通夜なんですから」「もっと思ったことや感じたことを積極的に言ってくれなければ、こっちだってわからないじゃない」「これだから、ゆとり教育で育った人たちはだめなのよ」。毎日がそんな調子のようです。
　ところが、冷静な指導者の目にその教員の姿がどのように映っているのかというと、図2のように見えるらしいのです。つまり、この教員の前では、学生が「蛇に睨まれた蛙」のような状態になっているということです。これも「相互性」の典型例の一つであることが皆さんにもわかるのではないでしょうか。

この"コブラ先生"のケースでは、「まったくも〜、いまどきの学生は〜」などと、教員は文句を言っていますが、なぜ、学生たちがそんなふうに言われてしまうような状態になっているのかというと、教員の醸し出すあまりの威圧感に恐れおののいて、すっかり萎縮してしまっているからにほかなりません。「カンファレンスになったら、まるでお通夜なんですから」などと勝手なことを言っていますが、この教員の前で下手に口を開いたら、どれだけ恐ろしい質問返しが待ち受けているのか想像しただけでも、学生たちは一様に押し黙ってしまうでしょうし、およそこの教員の前で主体性や積極性など発揮できるわけがありません。
　ところが、この教員には、自分自身の存在自体が、学生を身動きできなくさせてしまっていることへの自覚はまったくないのです。自分の見ている学生たちの姿を、よもや自分自身がつくり出しているなどとは思いもよらないことでしょう。

▶ 蔓延する"コブラ先生"

　こうしたことは、教員の例だからといって決して他人事ではありません。皆さんも時には自分の姿を鏡に映して"コブラ先生"のようになっていないか確認してみたほうがいいのではないかと思います。病院によっては、コブラプリセプター、コブラ指導者、コブラ主任、コブラ師長、コブラ部長というように、看護部全体がコブラの巣窟のようになっているところもあるようですから注意が必要です。
　実際、ある病院のある病棟では、その年に配属された1匹のカエル新人に対して、20匹のコブラスタッフがいたそうですから、きっと来る日も来る日も新人は生きた心地がしなかったのではないかと思います。とはいえ、そうした病棟に配属された新人が辞めずに一人前のナースになるというのはどのようなことかと考えると、1年後、その新人はコブラの仲間になるということですから、果たして人の道に照らしてそれがよいことなのかどうかは大いに疑問です。さらに翌年になって、また1匹

のカエル新人が配属されたとしたら、今度は21匹のコブラスタッフに囲まれることになってしまいますから、どうにかしてその負の連鎖を断ち切れないものかと思ってしまいます。

　読者の皆さんのなかに該当者がいるかどうかわかりませんが、長年看護の世界にかかわらせていただいて、ナースがコブラ化する危険な年ごろというのがあることもわかってきました。皆さんはすでにお気づきでしょうか。最も危険なのは4年目、5年目のナースです。どうやら3年目までは多くの皆さんが無我夢中でがんばっているようなのですが、3年を経過した時点で、すべてがわかったような錯覚に陥る人が少なくないようです。どこに根拠があるのかはわかりませんが、すべてがわかったような錯覚に陥ると、コブラの鎌首が持ち上がってきます。そして恐ろしいのは、その時期に初めて教育の役割がふられるケースが多いということです。そのため、全国各地に凶悪なコブラ指導者が誕生することにもなるのです。

▶ 新人看護師が離職を決断する理由

　2010年4月からの「卒後臨床研修の努力義務化」以降、上空5000メートルくらい上のほうから降りてきた「新人看護職員研修ガイドライン」（2009年12月公表、2014年2月改訂版）にしたがって、現場ではチェックリストによる看護技術のチェックが盛んに行われているようですが、それが果たして、新人看護職員の離職防止につながるのかは疑問です。

　チェックリストが教育的な意味のある道具になるのだとしたら、それは自分自身の現在の技術を確認し、今後の学習に向けて何をがんばる必要があるのか、本人が見通しを得ることに寄与してこそだと思いますが、ガイドラインを杓子定規に鵜呑みにするあまり、先輩看護師が誰も行っていない技術の習得とそのチェックを要求する施設もあるようです。

　また、「うちの新人はまだ夜勤ができないんです」という嘆きを耳にす

ることがありますが、よく聞いてみるとチェックリストの所定の項目が埋まらないために夜勤をさせられないと言っているようなのです。以前であれば、「この新人は少し心配なところがあるからみんなで注意してみていきましょう」と夜勤デビューを果たしたうえで、経験を重ねながら次第にできるようになっていくというのが新人の成長過程であったのではないかと思いますが、チェックリストへの過度な依存によって、昨今では、夜勤を一度もさせることなく夜勤ができないというレッテルが貼られるという、本末転倒の現象が起きている病院もあるほどです。

　そして、さらに恐ろしいのは、病棟に巣くっているコブラにチェックリストを握らせた格好になってしまっているケースもありますから、ますます新人は息を殺して生きていかざるをえないかもしれませんし、心あるプリセプターもコブラ教育担当者やコブラ管理者に睨まれ、定められた期日までにチェック項目を満たさなければならないというプレッシャーに押し潰されそうになっている様子さえ見受けられます。

　ずいぶん前のことになりますが、神奈川県で新人看護職員の確保対策事業として研修を企画するにあたり、その礎とした新人看護職員対象の調査[*3]があります。その分析結果によると、新人看護職員が退職を決断する第1位の要因は「人間関係」であり、2位は「多忙で休息がないためにおこる身体症状」、3位は「理不尽な指導や指導による威圧感」でした。当時は、新人看護職員の早期離職の原因を、入職時に「一人でできる」と自己評価している看護技術の数（103項目中4項目のみ）に帰属させるような考え方が隆盛で、それがガイドラインに示されたチェックリストへとつながっていったことを思い起こせば、この分析結果が新人看護職員の確保対策事業を検討するうえでいかに示唆的だったかがわかるのではないかと思います。つまり、1位の「人間関係」と3位の「理不尽な指導や指導による威圧感」というのは抽象度の違いですから、要は職場での上下関係や同僚関係が、看護をとおして互いにつながり合い、共に学び、看護師として共に豊かに成長し合っていけるような現場になっているのかどうかが決定的に問われているということです。

この結果を礎に2007年に生まれた神奈川県の「新人看護職員と新人教育担当者に教育的支援をする研修会」[*4]は、2011年より神奈川県看護協会が委託を受け、現在は「多施設合同研修」という名称で、新人看護職員と実地指導者（プリセプター）が一堂に会して、新人は"看護を学ぶとはどのようなことか"を学び、指導者は"看護を教えるとはどのようなことか"を共に学び合う場として現在まで受け継がれています。その詳細は別のところに詳しい[*5,6]ので、ここでは割愛しますが、新人看護職員の早期離職問題の核心は、"コブラ退治"にあるということを、この機会に皆さんとも分かち合うことができたらと思います。

「臨床の場」であるということ

　ここまで、教育的なかかわりの場の大きな特徴の一つとして、「相互性」について詳しく見てきましたが、看護も教育も、私たちが生身の人間と向き合ってかかわるということは、いい意味でもわるい意味でも、「相互性」の場のなかで成り立っていることが理解できたのではないかと思います。今日では、この「相互性」の場のことを、「臨床の場」と呼ぶことが自然と受け入れられるようになっています。

　たとえば、「本気で教育について学ぶのであれば、看護から学ばせてもらったほうがいい」と言われて引いていた小中学校の教員（p.42）も、最近では、「みんなが日々子どもたちと真剣に向き合ってかかわっている授業の場は、臨床の場なんですよね」と言うと、多くがうなずいてくれるような時代になってきています。

　「臨床」というのは、病院に勤めている皆さんにとっては日常的に自分の職場を指すことばだとは思いますが、今ではそうした限定的な意味を超えて、人と人とが向き合って、互いに相手を感じながら動いている「相互性」の場を指すことばになっているのです。この意味でも、「教育」というのは、何か特別な世界の話なのではなく、皆さんにとって日々の看護実践とも大いに重なり合う身近な営みにほかならないのです。

「一回性」の場であるということ

物作りと私たちの実践の違い

　もう1つ「教育的なかかわり」の場の特徴としてあげられるのが、今、ここで、自分と相手に経験される「一回性」の場であるということです。
　「一回性」というのは、皆さんにとってあまり聞き慣れないことばかもしれませんが、看護に関する文献を読んでいると、時折、「今、ここで」とか、「その時、その場で」といったフレーズに出会うことがあるのではないでしょうか。そういったフレーズが登場するということは、著者がその文脈のなかで「一回性」ということを強調したいからなのだと思います。私たちにとって、今、ここで起きていることが大切なのはいうまでもありません。しかし、そこで起きていることをあとになってどんなに後悔しても、時間を戻してもう一度やり直すことができないのが、この「一回性」ということばの重みなのだと思います。
　ですから、「一回性」は、看護の実践の特徴をよく表していることばだと思いますし、それは「教育的なかかわり」の場の特徴とも大いに通じるものなのです。

▶ 物作りの世界

　このことは、物作りと私たちの実践の違いを考えてみるとよりはっきりしてくると思います。
　図3（p.76）は物作りの世界を簡潔に表してみたものです。最初に図3

の（A）のところを見てください。物を作るうえではまず原材料が必要です。そして、原材料に対しての一連の製造工程を経て、何らかの製品ができあがることになります。こうして製品をたくさん作って、たくさん売ればお金が儲かるというのが、システムとして単純化して表してみたときの物作りの世界です。

では、できあがった製品の段階で、(B) のように欠陥が見つかったとしたらどうでしょうか。これでは売り物になりませんから、何とかしなければなりません。そこで、(C) のように製造工程のどこに問題があったのか、原因を探っていくことになります。そして、Xのところに原因が特定できたら、そこを改善することによって、次からは欠陥のない製品が作れるようになるわけです。こうなればしめたものです。量産に入って、たくさん売ることができれば、莫大な収益を上げることも夢ではないでしょう。ちなみに、この（C）のところで、製造工程を遡るような矢印で表してあるのが「フィードバック」と呼ばれるものです。

「フィードバック」ということば自体は、皆さんもわりとよく耳にすることがあるのではないでしょうか。けれども、それはすでに日常語になってしまっている「フィードバック」のことだと思います。

ですから、何か起きたことに対して「ちょっとコメントしておいてあげて」という意味で「フィードバックしておいてあげて」と言っていたり、これは大事なことだから「きちんと反省しておいてね」という意味で「フィードバックしておいてね」と言っていたりすることが多いと思いますが、本来このことばは（C）に示した矢印のように、物作りをシステムと見なしたときの「フィードバック制御」からきたものなのです。

▶ 私たちの実践の世界

こうした物作りの世界と対比して、私たちの実践の世界を表してみたのが図4（p.77）です。

まず、図4の（a）を見てください。いうまでもないことですが、私た

図3 物作りの世界

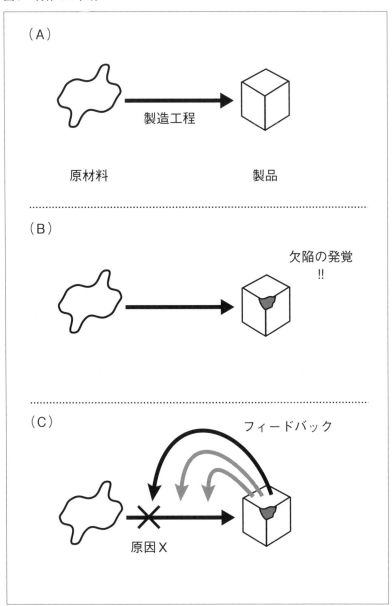

図4 私たちの実践の世界

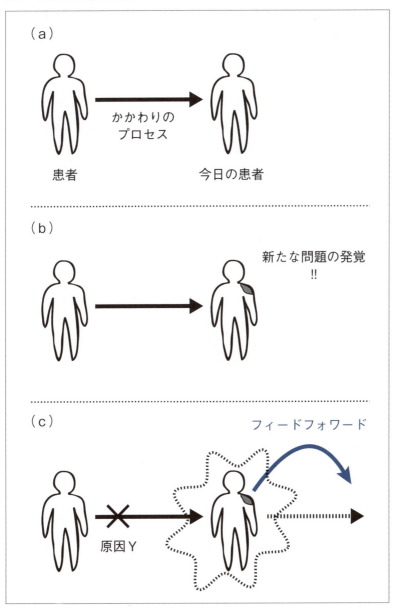

2 「一回性」の場であるということ

ちが対象としているのは「物（原材料）」ではなく「人」です。ここではわかりやすく、対象を「患者」として考えてみてください。すると、そこには患者に対するかかわりのプロセスがあるはずです。日々、せっせとその患者をケアしていくプロセスがあって、看護師であるあなたは、今日もその患者のところにケアしに行きます。

　ところが、行ってみると、（b）のように、患者に新たな問題が発覚したとしたらどうでしょうか。「昨日までは何ともなかったはずなのに」「どうしてこんなことになってしまったのか」「私のこれまでのかかわりに何かまずいことでもあったのかしら」と思うかもしれません。そして、それまでのかかわりのプロセスを振り返ってみると、「しまった！　あのときのあれが原因でこうなってしまったんだ」と、なかには原因が特定できるケースもあるのではないかと思います。

　さて、ここからが考えどころです。仮に（c）に示したYのところに原因があると特定できたとしたら、そこを直すことによって、今、ここで患者に起きている問題を解決することができるでしょうか。

　ありえませんね。それが「一回性」ということばの重みです。誰にも時間を戻して過去をやり直すことはできません。いうなれば、私たちの実践は、「フィードバック」のきかない世界なのです。

　ですから、私たちにとっては、今、ここで起きていることをきちんと確かめて、それを手がかりに、次にどうしていくかということがとても重要になります。それが（c）のなかで、未来に向かって伸びるような矢印で示してある部分です。この矢印を、フィードバックに対して、「フィードフォワード」[*7,8]と呼んでいます。

　こうしたことは、対象を「学生や新人、スタッフ」に置き換えてみても同じです。私たちの教育的なかかわりも「一回性」の場にほかなりませんから、「もっとこう教えておけばよかった」「あのとき注意しておけばこうはならなかったのに」などと後悔しても、時間を戻して指導をやり直すことはできません。今、ここで起きていることを手がかりに次にどうするかという「フィードフォワード」が常に大切になるのです。

フィードバックがきくもの・きかないもの

　ここまで、物作りと私たちの実践の違いを見てきましたが、この違いをしっかりと認識しておくことは、教育的なかかわりの場の特徴として、「一回性」についての理解を深めるだけではなく、自分自身の行った指導が、果たして相手にとって指導になっているのかどうかを考えるうえでも大切になってきます。つまり、フィードバックがきくものと、きかないものがあることを一度整理してみる必要があるということです。

▶「反省」が新しいものを生み出せないわけ

　たとえば、学生や新人、あるいはスタッフに向かって、こんなことを言って指導したつもりになっている人を目にしたことはないでしょうか。
　「あのときもっとこうしていればこうなったはずでしょ！　どうしてそうしなかったの！」
　指導しているのか、怒っているだけなのか、よくわかりませんが、そう言われた人はどうすればよいのでしょうか。
　「ちょっと待ってください」と言って、急いで"過去"に戻ります。そして"過去"に着いたら、「あのときもっとこうしていればこうなったはずでしょ！」と言われたことを思い出して、実際にやってみます。やってみて、本当にそうなることが確かめられたら、大喜びして"今"に戻ってきて、「ありがとうございました！　学びになりました！」とお礼が言えるでしょう。
　けれども、そんなSF小説に出てくるような芸当は誰にもできません。ということは、「フィードバック」をかけられた人というのは、言われたことを確かめたくても確かめようがないために、崖っぷちまで追い詰められて、取り返しのつかない過去の自分をひたすら責めることしかできなくなってしまいます。これが、いわゆる「反省」と呼ばれる状態です。

2　「一回性」の場であるということ

そうした、後ろ向きに行われる「反省」というのは、もっぱら自分自身を責めることに終始し、落ち込みへとつながり、新しいものを生み出せなくなってしまうことも想像に難くないでしょう。

その一方で、指導と称して「フィードバック」をかける人というのは、後出しジャンケンをしているようなものです。起きてしまった結果に対して、「あーだ」「こーだ」と言うのは簡単なことですから、言いたい放題になってしまう可能性もあります。

いずれにせよ、こうした指導を受けた人は、最後には「すみませんでした。この次は、気をつけます」と言わざるをえないでしょう。けれども、「この次」とはいつのことなのでしょうか。実践が「一回性」の場であるということは、仮に似たようなことが起こることはあったとしても、まったく同じことは二度と繰り返さないのです。

ですから、起きてしまったことを手がかりに次にどうしていくか、「フィードフォワード」につながるような教育的なかかわりが重要になってくることが、この例からもわかるのではないでしょうか。

▶「繰り返し行うもの」への対応

「実践」にフィードバックがきかないことはすでに明らかだと思いますが、私たちの営みのなかにはフィードバックがきくものがあります。

皆さんにも学生のころに経験があると思いますが、何か新しい看護技術を習得する際に行われる「反復練習」です。いうまでもないことですが、「反復」というのは、一度きりではなく、同じ手順を何度も繰り返し練習することで、技術の習得や上達を目指すものです。ですから、繰り返し行う手順のなかに誤りが含まれていたとしたら、いくら「反復練習」を行ったとしても意味がありません。そこで、手順の誤りを見つけたら、できるだけ早く「フィードバック」をかけて修正を促すことができれば、練習時間を無駄に費やさなくても済むことにつながるでしょう。

ちなみに、「反復」という意味では「定型業務」と呼ばれるものがあり

ますが、これは、どちらかというとフィードバックがきくものだと思います。典型的な事務的作業のように、一定の手続きに従って、それを繰り返し行うことが求められるのが「定型業務」ですから、もし、その手続きのなかに無駄が含まれていたとしたら、フィードバックをかけて無駄を取り除くことができれば、「業務の効率化」が図れることになります。しかし、このようなフィードバックによる「業務改善」は可能でも、その考え方をあてはめて、「実践の改善」を図ろうとすることには無理があるわけです。ですから、教育の役割を担った人だけでなく、看護管理者研修に通っている人やこれから通う予定のある人、あるいはすでに看護管理者になっている人は、このことにも特に注意しておく必要があるといってもよいでしょう。

▶ インシデントレポートの微妙な位置

　では、「インシデントレポート」はどうでしょうか。これは少し微妙で、フィードバックの道具にも、フィードフォワードの道具にもなりうると思います。たとえば、インシデントを起こした人に対して、"罰"としてインシデントレポートが課されるのであれば、おそらくそれは「フィードバック」の道具になっているのだと思います。

　"罰"を与えられるのは誰にとっても嫌なことでしょうから、その人がインシデントレポートを"罰"として受け止めたとすると、嫌なことに対しての回避行動が学習されてしまう可能性もあります。つまり、次に「しまった！　これはまずい！」と思った瞬間、あたりをうかがって、誰も見ていなければ、そっとその場を立ち去ることで、二度と"罰"を受けずに済むようにしようとするかもしれないということです。

　インシデントレポートの本来の目的は、責任の追及や反省を強いることではなく、再発防止にあるはずです。そう考えると、起きてしまったことを手がかりにして「フィードフォワード」に結びつけることが大切になります。ですから、そのための道具としてインシデントレポートが

機能すれば、それは教育的に意味のある道具になりうるでしょう。

　こうして整理してみると、看護の実践や教育的なかかわりが「一回性」の場であるということを常に念頭に置いて、フィードバックがきくものときかないものとをきちんと見極めていくことがとても大切であることがわかるのではないでしょうか。こちらがよかれと思って行っている指導も、単に相手を追い詰めているだけになってしまう可能性があるということなのです。

> ### Column ｜「教える人」に対して行われてきたフィードバック
>
> 　教育的なかかわりの場の大きな特徴の一つとして、ここでは「一回性」について詳しく見てきましたが、このことを意に介さずに行われるフィードバックの問題は、なにも学生や新人、スタッフに対しての指導場面に限ったことではありません。看護教員養成講習会に通ったことがある人は記憶にあると思いますが、模擬授業や教育実習で行った講義のあとに待ち受けていたのが、指導教員や授業を参観した教員・教育実習生からのフィードバックです。また、看護学校などでも研究授業と称してこの種のフィードバックが講義や演習を実施した教員に対して行われている場合もあります。
>
> 　このような伝統的に「教える人」に対して行われてきたフィードバックが、それを受けた教育実習生や教員に過度の緊張や反省を強いるだけでなく、具体的な授業の改善に結びつきにくいのは、講義や演習も「一回性」の場であるからにほかなりません。終わった授業に対して、「こういうときはこうすべきだ」「こうすればもっとこうなったはずだ」「○○のところはよかったが、△△のところはちょっと…」などと言うのは簡単なことですが、時間を戻してその授業をもう一度やり直すことは誰にもできないのです。それにもかかわらず、「教える人」に対するフィードバックが繰り返されてきた背景には、授業という営みに対する無理解があげられると思います。
>
> 　本章の冒頭でお話ししたように、講義や演習、臨地実習に限らず、学生や新人、スタッフに対する指導場面は、すべて「授業」であり、「教育的なかかわり」の場です。そもそも、「教育的なかかわり」の場というのは、自分と相手とのかかわりによって絶えず複雑に変化する「相互性」の場であると同時に「一回性」の場ですから、たとえ同じ科目の授業でもクラスが違えば反応が違うのはもちろん、仮に翌年、同じ内容の授業を行ったとしても、対象となる学生が違えば同じ授業にならないのは当然のことなのです。
>
> 　ですから、授業をよりよいものにしていくためには、自分自身の授業のなかで起きていることを手がかりに、次にどうするかという「フィードフォワード」が極めて重要になってくるのです。

「方向」が織りなす場であるということ

~~~ 「方向」＝「ねがい」をもつ ~~~

　ここまで「相互性」「一回性」というキーワードを中心に、「教育的なかかわり」の場の特徴について詳しくお話ししてきました。最後に取り上げるキーワードは「方向」です。

　教育的なかかわりの場というのは、「相互性」「一回性」の場であると同時に、教える人と学ぶ人がそれぞれにもっている「方向」が織りなす場であるともいえます。つまり、自分と相手が向き合い、互いの「方向」がぶつかり合い、引き込み合い、交わることで、「教える─学ぶ」の関係が生まれる場なのです。

　皆さんにとって「方向」ということばは聞き慣れないかもしれませんが、このことばは、私たちが「ねがい」[*9,10,11]と呼んでいるものにあたります。長年、臨床的教師教育[*12]に携わってきましたが、私たちは、教える人になるために、あるいは教える人であり続けるために、その人が「ねがい」をもっていることを極めて重要視しています。

▶ 教える人としての自分自身の「ねがい」

　看護師である皆さんの場合には、一人ひとりにかけがえのない臨床経験があるのはもちろんですし、自分自身のなかに育ててきた看護観とともに今の自分があるのだと思います。そうした自らの臨床経験や看護観を土台に、今度は自分自身が「教える人」として、学生や新人、スタッ

フなど、目の前の対象に対して抱くのが「ねがい」です。

　たとえば、この学生や新人には、「こういう看護師に成長していってほしい」というのも「ねがい」ですし、今回の臨地実習や院内研修、あるいは個別の指導場面では、「こういうことを経験してほしい、学んでほしい」というのも「ねがい」です。また、「この新人はとてもセンスがいいのに、どうも引っ込み思案なところがあるから、もっと自信をもってまわりのスタッフにも積極的にかかわれるようになってほしい」といった個別にかける「ねがい」もあるでしょう。

　さらに、こうした相手に対する"期待や思い"という意味での「ねがい」ばかりではなく、自分は学生や新人に「こういうことを大切にしながらかかわっていきたい」というような"ありたい自分の姿"という意味での「ねがい」もあると思います。

　なぜ、こうした「ねがい」が重要なのかというと、自分自身が「ねがい」をもてる存在であるからこそ、他の誰でもない「この私」が目の前の対象にかかわることの意味になると考えているからです。すなわち、「ねがい」をもてるということは、教える人として自分自身が存在する理由であるといってもよいでしょう。

▶「ねがい」がもてないとするならば…

　ですから、少し言い方はきついかもしれませんが、「ねがい」がもてないとするならば、「なにも無理してあなたがその人にかかわる必要はない」とさえいえます。「相互性」についてお話しした際に、「時間がないんだったら、私のことはあとでいいわよ」と患者に言わせてしまった新人看護師の例（p.67）を紹介しましたが、彼女のなかにどのような気持ちが渦巻いていたのかを思い出してみてください。その例に照らして考えてみるとわかりやすいと思います。

　仮に、あなたの教育の役割が上司から無理強いされたものだとしたらどうでしょう。断り切れずに引き受けたものの、あなたのなかには、「何

で私が？」「大変」「めんどうくさい」「いやだなあ」といった気持ちが渦巻くことになるのではないでしょうか。すると、その気持ちや思い方はどうなるのでしょう。先の新人看護師の例のように、相手にも伝わってしまうことが容易に想像できるのではないかと思います。

　日々のかかわりをとおして、あなたは、相手の暗い表情や何事にも消極的な態度にイライラを募らせることになるかもしれません。しかし、そうした相手のところで起きていることをつくり出しているのが、あなた自身が自分の役割や相手に対してもっている嫌悪感情そのものである可能性も高いのです。このような状態では、「教える人」としてのあなたも、あなたにかかわられる「学ぶ人」としての相手も、お互いが不幸です。まして、教育の役割を担った人たちがみんな同じような気持ちをもっているのだとしたら、その相手にあなたがかかわろうが、他の人がかかわろうが、誰がかかわっても同じだということです。

　実際、教育の役割は誰にとっても嫌なものだから、公平に1年交代でその役割をスタッフの間で回していくという病院に出会ったことがありますが、この例は不幸の最たるもののように感じてしまいます。まなざしの変化が教える人としての成長過程とも重なることについては、第3章の後半ですでにお話ししましたが、「自分向きのまなざしの世界から出発するのも、ある意味、自然で素直なこと」（p.59）とはいっても、いかんせん1年交代では、「まなざしをまっすぐ対象に向けられる」ようになるまでの変化を期待するのはかなり困難なのではないでしょうか。

▶「ねがい」が生まれるために

　しかし、皆さんにはかけがえのない臨床経験をとおしてつかみとってきた"大切なこと"があるはずです。その"大切なこと"を1人でも多くの仲間と分かち合っていくことを考えてみたらどうでしょうか。

　いうまでもないことですが、看護の実践はたった1人で成り立つわけではありません。その時その場で患者と向き合っているのは自分1人か

もしれませんが、処置によっては仲間の助けが必要なことも少なくないでしょうし、24時間1人の患者とかかわることもできないわけですから、交代でケアにあたる必要があるのも当然のことでしょう。看護の実践は、チームで協力して、共に創り上げていくものなのですから、自分がつかみとってきた"大切なこと"を1人でも多くの仲間と分かち合い、さらに、今後の看護の実践をより豊かにしていく仲間がほしいと思うことができれば、そこに何らかの「ねがい」というものが生まれてくると思うのですが、いかがでしょうか。また、皆さんには第1章の後半で「自分だったら、こんなふうに新人（または学生、スタッフ）にかかわっていきたいな」(p.10)という問いについて自分の考えを書いてもらいましたが、そこには"ありたい自分の姿"という意味での「ねがい」に通じる内容がすでに表れていたのではないかと思います。

　そもそも、「ねがい」は自分自身がもつものですから、人に教えてもらうわけにはいきません。ですから、皆さんも時には立ち止まって、自分はどのような「ねがい」をもって目の前の学生や新人、スタッフにかかわっていこうとしているのか、自分自身に尋ねてみるといいと思います。また、第5章であらためてお話しするつもりですが、私たちが提案している「授業デザインの6つの構成要素」[*13,14]を使って、自分自身の実現したい教育的なかかわりの「方向」、すなわち「ねがい」を明確にしてから、目の前の学生や新人、スタッフとのかかわりの場に臨むという機会をもってみるのもとても有益だと思います。

　「ねがい」をもてることが「教える人」としての自分自身の存在理由であると同時に、それが自分のなかで明確になっていることが「学ぶ人」にとってもよりよい方向に影響することは、「ねがい」をもてない人にかかわられることと比べても明らかだと思います。

　確かに「教育」は、自ら進んで手に入れた役割ではなかったという人もいるかもしれません。けれども、嫌々役割をこなしているだけでは、自分も相手も、お互い不愉快な毎日を過ごすことしかできなくなってしまいます。せっかく引き受けた（引き受けてしまった）役割である以上

は、自分なりに「ねがい」をもって相手にかかわることができれば、きっと日々の教育的なかかわりの場は、もっと豊かに、もっとやり甲斐の感じられる楽しいものに変貌するのではないかと思います。

　いかがでしょう。ここまでのお話で、「ねがい」の大切さについては理解していただくことができたのではないでしょうか。

相手にも「ねがい」があるということ

　ところで、教える人としての自分自身の「ねがい」については、これまでお話ししてきたとおりなのですが、1つ忘れがちなことがあります。それは、相手にも「方向」、すなわち「ねがい」があってしかるべきだということです。つまり、教える人の側だけでなく、学ぶ人の側にも、「こういうことをもっと知りたい」「もっとわかりたい」「もっとできるようになりたい」といった「ねがい」があるのは、ある意味、当然のことだといってもよいでしょう。

▶ 学ぶ人の「ねがい」と教える人の「ねがい」

　ですから、相手の「ねがい」とこちらの「ねがい」がぴったりと重なり合えば、教える─学ぶの関係が成り立つのに、これほど容易なことはないと思います。学びたくてうずうずしている人と、教えたくてうずうずしている人が出会えば、そこには、あらたまった教育方法などは不要でしょう。しかし、そんなことが実際にありえるでしょうか。互いの「ねがい」がそう簡単に重なり合うとは思えません。

　学ぶ人にも教える人にも一人ひとりみんな個別性があるわけですから、相手の「ねがい」とこちらの「ねがい」が異なるのはむしろ自然のことだと思います。ですから、「私がこんなに大事だと思っているのに、どうしてこの人は興味・関心がもてないのかしら」と、イラッとしている人を時々見かけることがありますが、それは、そもそもイラッとする

ことではないということです。

　たとえば、「手術室に配属された新人にやる気が感じられない」「覚えなくてはならないことがたくさんあるのに学習に消極的」「どうしたら、もっと手術室看護に興味・関心をもってもらえるのか」と嘆くプリセプターに出会ったことがあります。ところが、その新人看護師は手術室看護を希望して配属されたのかと尋ねると、そうではないということでした。そこで、手術室看護の魅力や楽しさ、やり甲斐を新人看護師に話しているのか確認すると、話したことはないという答えでした。

　新人看護師にしてみれば、自分の希望とは異なる配属先であるだけでなく、看護の魅力や楽しさ、やり甲斐を聞かされることもなければ、興味・関心がもてないのは無理もないことでしょう。このシチュエーションでは、最初からプリセプターとプリセプティーのねがっていること、すなわち「方向」が重なり合うこと自体が考えにくいことなのです。

　この稿の冒頭で、教育的なかかわりの場というのは、「相互性」「一回性」の場であると同時に、教える人と学ぶ人がそれぞれにもっている「方向」が織りなす場であるということをお話ししました。上に見たプリセプターとプリセプティーの例からも、この意味が少し理解できるのではないかと思いますが、いかがでしょうか。

　最初から互いの「方向」が重なり合うことはごくまれなことなのです。ですから、互いの「方向」がぶつかり合ったり、引き込み合ったりしつつも、あるとき、双方が交わることで、「教える―学ぶ」の関係が生まれるのが教育的なかかわりの場の特徴でもあるのです。

▶「方向」＝「ニード」!?

　もし、このことがまだピンとこないようでしたら、この「方向」ということばを、皆さんの看護の世界でいう「ニード」ということばに置き換えてみるとわかりやすいのではないかと思います。

　するとどうでしょう。看護師が自分の「ニード」を一方的に患者に押

しつけていたとしたら、それを「看護」と呼ぶことはできませんね。看護と教育は同じ形をしているわけですから、教える人が自分の「ニード」を一方的に相手に押しつけていたとしたら、それは「教育」とは呼べないということなのです。

　仮に想像してみてください。皆さんの目の前に糖尿病の患者がいたとしたらどうでしょうか。患者が今のままの生活を続けていたら必ずや寿命が縮まってしまうということがわかれば、看護師であるあなたには、患者に生活改善を促すニードが生まれるでしょう。ところが、患者は「人の人生にとやかく言うな」「ほっといてくれ」と言うかもしれません。そうだからといって、看護師が「そうか、この患者さんはほっといてほしいというニードをおもちなんだ。ほっといてあげましょう」と考えたとしたら、患者を見殺しにすることになってしまうでしょう。

　このことは教育も同じです。たとえば、自分のかかわっている新人看護師が困らないようにと思って、「明日まで調べてくるように」と伝えたとします。すると、「えっ、またですか」「もう無理です」と言われたとしたらどうでしょうか。「そうか、もう無理ならほっといてあげましょう」と考えたとしたら、結局、困ることになるのは新人看護師です。しかし、だからといって宿題を強制できるのでしょうか。それは、糖尿病の患者に生活改善を強制できないのと同じでしょう。そもそも、宿題をするのは新人看護師本人ですし、生活改善をするのも患者本人です。

　ですから、糖尿病の患者の例でいえば、今、からだがどのような状況にあるのかを少しでもわかりやすく、かみ砕いて教えようとするのではないでしょうか。また、生活改善の目標をあまり高いところに掲げても行動に移すことができなければ意味がありませんから、どのくらいなら無理なくできそうか、一生懸命に考えて提案してみるとか、相談をもちかけてみることをするかもしれません。そして、そうした努力を粘り強く重ねることで、やがて患者から「そのくらいだったらできそうかな」ということばが聞かれたとしたら、看護師としては心のなかでガッツポーズが出てしまうのではないでしょうか。

このように考えてみても、やはり、看護の実践と教育的なかかわりの場の特徴が大いに共通することがイメージできるのではないかと思います。「看護」が患者の回復過程や療養過程にどんな援助ができるのかということに心を砕いてかかわっていくのと同じように、「教育」というのは、学生や新人、スタッフの学習過程や成長過程にどんな援助ができるのかということに心を砕いてかかわっていく営みなのです。

　教育的なかかわりの場においては、教える人として自分自身の「方向」＝「ねがい」が大切なのはもちろんです。しかし、同時に相手の「方向」＝「ねがい」も大切にする必要があることを忘れずにかかわっていくことができたらよいでしょう。

引用・参考文献
* 1　藤岡完治：関わることへの意志；教育の根源，国土社，2000，p.92-93.
* 2　目黒悟：看護教育を創る授業デザイン；教えることの基本となるもの，メヂカルフレンド社，2011，p.8-17.
* 3　高橋久美，他：新人看護職員の早期離職に影響する因子. 第9回神奈川看護学会集録，2006，p.88-90.
* 4　矢島道子，屋宜譜美子，目黒悟，他：特集　看護教育の臨床への継続；神奈川県の教育研修から考える，看護教育，51（3），2010，p.181-209.
* 5　水野伊津子，森下裕子，他：新人看護職員と実地指導者が共に学ぶ、多施設合同研修①；神奈川県看護協会の取り組みから，看護展望，39（10），2014，p.80-86.
* 6　森下裕子，目黒悟，他：新人看護職員と実地指導者が共に学ぶ、多施設合同研修②；神奈川県看護協会の取り組みから，看護展望，39（11），2014，p.78-87.
* 7　前掲書＊1，p.157-158.
* 8　藤岡完治：授業をデザインする. 成長する教師；教師学への誘い，金子書房，1998，p.21-22.
* 9　藤岡完治：看護教員のための授業設計ワークブック，医学書院，1994.
* 10　前掲書＊2．
* 11　目黒悟，永井睦子：看護の学びを支える授業デザインワークブック；実りある院内研修・臨地実習・講義・演習に向けて，メヂカルフレンド社，2013.
* 12　藤岡完治，目黒悟：臨床的教師教育の考え方とその方法，屋宜譜美子，目黒悟編：教える人としての私を育てる；看護教員と臨地実習指導者，医学書院，2009，p.24-42.
* 13　前掲書＊2
* 14　前掲書＊11

第 5 章
教えることの基本となるもの

CHAPTER 5-1 指導が指導になるとき・ならないとき

教える人として問い続けるために

　看護師が「自分の今ここでのかかわりが、果たしてこの患者に対して看護になっているのか、そうでないのか、あるいは、ただ業務をこなすようなかかわりになってしまってはいないかと、絶えず問い続ける必要がある」(p.51) ことについては、第3章で詳しくお話ししました。ここで皆さんに思い出してほしいのは、同様に「教育の役割を担った人というのは、今ここでの自分のかかわりが、果たしてこの目の前の対象にとっての教育になっているのか、そうでないのか、この人の学びや育ちに向けて少しでも援助につながっているのかどうかということを、絶えず問い続ける必要がある」(p.52) ということです。

　そこで、今後皆さんが教える人として問い続けていくための手がかりとして、ここでは、新人看護師が患者とのかかわりをとおして看護を学ぶとはどのようなことなのか、そこに教える人はどのようにかかわっていくことが大事なのか、また、どういうときに指導になって、どういうときに指導にならないのかということを、図1を使って整理しておきたいと思います。

　図1は「指導が指導になるとき・ならないとき」を表したものです。もともとこの図は、看護学生にとって臨地実習を意味ある学習経験の場にするにはどうしたらよいかを考えるために作ったもの[*1]でしたが、ここでは新人看護師の臨床の場での学びに焦点をあてて考えられるように一部を修正してあります。

図1　指導が指導になるとき・ならないとき

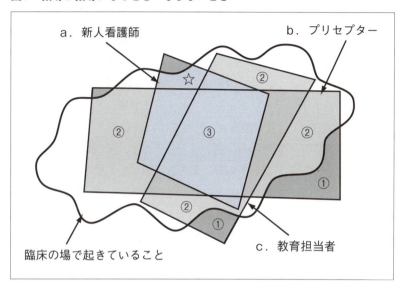

最初にこの図の見方を説明することにしましょう。

まず、アメーバのような形でうねうねした線で囲んである内側が、「臨床の場で起きていること」を表した部分です。臨床の場では、患者とのかかわりだけでなく、家族や病棟のスタッフなど、さまざまな人やもの・こととのかかわりが起きているのはいうまでもないことでしょう。もちろん、そこで起きていることの隅から隅までをたった一人ですべて把握することはできません。当然、人によって把握できている範囲は違うはずですから、それをこの図では四角い枠で表現してあります。それが「a．新人看護師」「b．プリセプター」「c．教育担当者」、それぞれに把握されている臨床場面です。実はこの四角い枠の重なりの有無が、これから「指導が指導になるとき・ならないとき」を考えていくうえでの手がかりになってきます。

ちなみに、「b．プリセプター」や「c．教育担当者」という呼び方については、病院や施設によって異なるかもしれません。最近の看護協会

の研修では、実地指導者・教育担当者・研修責任者というように役割を3つに分けることもありますし、メンターやチューター、サポーター、アソシエートナースなど、さまざまな役割や呼び方があるようですから、自分の役割に応じて、図のなかでの自分の位置を確認してください。もし迷うようでしたら、新人看護師に直にかかわる人は「b．プリセプター」に、新人看護師だけでなくプリセプターや他のスタッフにもかかわるという人は「c．教育担当者」にあてはめたらよいでしょう。

また、看護学生の実習指導に携わっている人は、図のなかの「臨床の場で起きていること」というのを「実習のなかで起きていること」に読み替えて、「a．新人看護師」のところを「看護学生」に、「b．プリセプター」のところを「実習指導者」に、「c．教育担当者」のところを「看護教員」にそれぞれ読み替えてください。そうすれば、これからお話しすることは、すべて臨地実習にも通じることになります。

図1の見方についてはよろしいでしょうか。

では、ここからは図のなかに振ってある①から③までを順番に見ていくことにしましょう。この機会に皆さんには、自分の行ってきた指導や自分が受けてきた指導を思い起こしながら、一緒に「指導が指導になるとき・ならないとき」について考えてもらえたらと思います。

臨床の場で起きていないところからなされる指導

図1をご覧になっていただければわかると思いますが、①の部分は「臨床の場で起きていること」の外側にはみ出しています。ですから、この①の部分は臨床の場で、実際にはまだ何も「起きていない」時点を表していることになります。

臨床の場での学びというのは「起きたこと」にどうかかわるかが勝負だと思うのですが、こうした①の「起きていない」ところからなされる指導には、代表的なものとして「あらかじめ想定した教育内容への誘導」があげられると思います。

▶ あらかじめ想定した教育内容への誘導

　皆さんにも思い当たる記憶があるかもしれません。初めて教育の役割を担うことになったとき、自分のなかに「いったい何を教えればよいのか」という問いが生まれなかったでしょうか？　実際、私も年度末になると、4月からプリセプターをすることになったという人から、「何を教えればいいんでしょうか」と質問されることがよくあります。しかし、この種の問いは、まだ新人がやって来る前の指導が始まっていない時点でのことですから、図1でいうと、何も起きていない①のところで生まれていることになります。

　このようなまだ何も起きていない時点で、ああでもない、こうでもないと、あまり考え過ぎてしまうと、今度は「これを教えねばならない」というように、教育内容についての執着が生まれてしまいます。その結果、新人に対して行われることになりがちなのが、「あらかじめ想定した教育内容への誘導」です。つまり、4月に入って実際に新人への指導が始まると、あらかじめ想定した教育内容のほうへ相手を強引にでも誘導していかないと気が済まなくなってしまうということなのです。

　このことが、いかに不自然なのかは、皆さんが普段行っている看護に置き換えてみれば、よくわかるのではないでしょうか。皆さんも看護を行ううえでは、あらかじめ何らかの目標なり計画があって患者のところに行くのだと思います。けれども、当初の想定とは異なり、目の前の患者の状況が変化したとしたらどうでしょう。あらかじめあった目標や計画は柔軟に見直して、今、ここでの患者に合ったケアをしようとするのが当たり前なのではないでしょうか。

　ところが、看護師として、実践家としてできているこの当たり前のことが、不思議なことに、「教育」という二文字が意識されただけでできなくなってしまうようなのです。目の前の新人の今、ここでの状況がどうであったとしても、そんなことはおかまいなしに相手を強引に誘導して

いくということが、どれほど不自然なことなのか、これで皆さんにも少しイメージすることができたのではないかと思います。

　こうした指導が繰り返し経験されると、新人は自らが学びの主体であるという感覚を失ってしまうかもしれません。なぜなら、あらかじめ想定された教育内容に誘導されるだけなら、逆らわずに受け身になっていたほうがよいことになってしまうからです。これでは、自らの必要感や切実感とは無関係に学びが強いられるようなものですから、自分自身が主体となって学んでいるんだという感覚がもちにくくなってしまうのは無理もないことでしょう。

　ところで、図1を見るとわかるように、「a．新人看護師」の四角い枠も上のところが一部「臨床の場で起きていること」の外側にはみ出しています。たとえば、宿題を出された新人が、調べてきたことに固執してしまい、目の前の患者の状況に合わせて柔軟に考えることができなくなってしまうような状態が、この部分にあたります。このような新人に対しては、「それはあなたのニードで、患者さんのニードではないでしょ。もっと患者さんをよく見なさい」といった指導がなされるのではないでしょうか。だとしたら、教える人として、自分自身のなかに「何を教えればよいのか」という問いが頭をもたげてきたときには、「患者」と「新人」を置き換えて「それは自分のニードで、新人のニードではないでしょ…」と自問してみるとよいかもしれません。

▶「こうあるべき」「こうすべき」といった価値の押しつけ

　①の「起きていない」ところからなされる指導には、もう1つ代表的なものとして、「こうあるべき」「こうすべき」といった価値の押しつけがあげられます。なぜなら、「こうあるべき」「こうすべき」というのは、起きる前からすでに決まってしまっていることだからです。

　皆さんは、度重なる価値の押しつけが、新人にどのようなことをもたらすか想像できるでしょうか。先に見た「あらかじめ想定した教育内容

への誘導」と同様に「自らが学びの主体であるという感覚を失ってしまう」のはもちろんですが、将来「自分の頭で考えることをしない看護師」に育ててしまう可能性も高いと思います。

　自分の頭で考えるということは、看護学生時代からしばしば求められることではないでしょうか。ところが、がんばって考えたとしても、最後の最後になって、教員や指導者から頭ごなしに「これはこうあるべきでしょ！」と、あたかも正解が突き付けられるようなことが繰り返し経験されたとしたらどうでしょう。「だったら、最初からこうあるべきと言ってくれたらそうしたのに！」と、自分の頭で考えること自体がばかばかしくなってしまうかもしれません。つまり、自分の頭で考えることのよさが実感できなければ、その人が将来「自分の頭で考えることをしない看護師」になってしまったとしても仕方がないということなのです。

　こうして見てくると、「あらかじめ想定した教育内容への誘導」にしても、「こうあるべき」「こうすべき」といった価値の押しつけにしても、①の「起きていない」ところからなされる指導というのは、古典的な看護教育にありがちだったもののように思えてきます。自分の頭で考える看護師が求められていなかった時代の看護教育であればそれでもよいのかもしれませんが、今日、医療の分野において重要な一翼を担う専門家としての看護師が、指示に従うだけで、満足に自分の頭で考えて行動することができないようでは困ってしまいます。にもかかわらず、未だにこのような指導を繰り返しているのだとしたら、それは時代錯誤としかいわざるをえないでしょう。

新人看護師に把握されていないところからなされる指導

　それでは、次の②のところはどうでしょうか。②に注目してみると、①とは違って、今度はきちんと「臨床の場で起きていること」のなかにあるのがわかります。けれども、②が振ってあるところはいずれも「a. 新人看護師」の四角い枠とは重なっていません。ですから、②は新人看

護師に把握されていないところで、こちらが把握しているところを「不足」と感じる場所を表していることになります。いわゆる一般に指導と呼ばれているものの多くは、この場所からなされているといってもよいでしょう。すなわち、それが「不足」の指摘というものです。

　看護の世界は"不足の指摘文化"と呼んでもよいくらい、この「不足」の指摘というのが、伝統的な指導のかたちとして根強いように思います。おそらく皆さんの多くも"不足の指摘文化"のなかで育ってきた可能性が高いのではないでしょうか。しかし、「不足」の指摘は大きな問題をはらんでいます。

▶ 反省→落ち込み→やる気の喪失

　「不足」を指摘することで、相手が次からはもっとがんばろうと前向きに努力を始めてくれればそれでよいのでしょうが、実際はそう簡単にはいかないのではないかと思います。

　図1をもう一度見てもらえるとわかるとおり、新人の立場からすると、②と①の区別はありません。つまり、新人にとって②のところは①と同じで、自分にとっては「起きていないこと」ですから、「不足」の指摘は、「起きていないこと」を指摘されているように感じられ、自分のこととしてはなかなか受け止められないわけです。

　また、そうした「不足」の指摘というのは、多くの人にとってしばしば"怒られている"ように感じ取られるものですから、真面目な人ほど反省モードに陥ることになります。いわゆる「反省」と呼ばれる状態が、「もっぱら自分自身を責めることに終始し、落ち込みへとつながり、新しいものを生み出せなくなってしまうこと」（p.80）については、すでに「フィードバック」との関連で詳しくお話ししました。ですから、「不足」の指摘が、相手に「反省」から気持ちの「落ち込み」をもたらすことはもちろん、それが繰り返し経験されることで、「やる気」自体が失われてしまうこともありうるわけです。

実際、私が以前かかわったある病院では、半数の病棟が新人が次々と辞めていってしまい、残りの半数が辞めずにがんばっていける病棟でした。なぜ、このような現象が起きているのか調べてみると、その病院ではポートフォリオと称してプリセプターと新人がオープンなかたちで交換日記のようなものを日々やり取りしていたのですが、新人が次々と辞めていってしまう病棟のプリセプターがそこに書いていたのは、微に入り細に入り、重箱の隅をつついて、よくそこまで「不足」を見つけ出せるものかと、呆れるぐらいの指摘の量でした。もちろん、それを受け取った新人が何を書いているかというと日々「反省」です。こうして、「不足」の指摘と「反省」の繰り返しをとおして、新人が一人前の看護師になっていくのかといえば、そんなことはありませんでした。次々と辞めていくだけだったのです。

　ちなみに、新人が辞めずにがんばっていける病棟のプリセプターが何を書いていたかというと、プリセプターが新人を連れ立って患者のところに赴いた場面が取り上げられていることが中心でした。患者の状況をどう判断して、なぜ、予定していなかったケアを咄嗟に行ったのか、プリセプターである自分自身の思考過程が素朴に述べられているのです。そして、それを読んだ新人は、先輩看護師のプロとしての咄嗟の判断に驚いたり、感心したり、自分もいつか先輩のようにできるようになりたいという素直な思いを書いていました。

　皆さんも新人だったころを思い出してみてください。人から指摘を受けなくても、自分の知識や技術が未熟なことくらいは百も承知だったのではないでしょうか。第3章で「実践家のまなざし」について取り上げた際に、新人もすでに「立派な実践家の仲間になっている」ということをお話ししました。つまり、知識や技術が未熟でも、看護の志は、先輩には決して負けてはいないということです。ですから、ここで紹介した例のように、先輩のプロとしての思考過程にふれられることは、新人にとってきっとワクワクする瞬間に違いありません。それが辞めずにがんばっていける理由にもつながっていたのでしょう。電子カルテが普及す

る以前であれば、カーデックスを真ん中に、先輩同士が患者にとってどうすることが大事なのかを議論する傍らで新人がプロの思考過程にふれる機会はふんだんにあったかもしれません。しかし、それが失われた今、先輩の知恵や技をどのように次の世代と分かち合っていくのかが問われているのではないでしょうか。

話を戻しましょう。「不足」の指摘がはらむ大きな問題の一つは、反省→落ち込み→やる気の喪失へと、さらにそれが離職へとつながってしまう可能性もあるということなのです。

▶ 自分には足りないところがあると思い続ける看護師

「不足」の指摘がはらむ大きな問題は、それだけではありません。最悪、離職につながらなかったとしても、将来「自分には足りないところがあると思い続ける看護師」を育ててしまう可能性もあります。

各地の病院に足を運ぶと、時折、素晴らしい看護をしているベテランナースに出会うことがあります。患者の微細な変化をキャッチして、臨機応変にその時その場で患者に合ったケアを次々と創造していく様子にすっかり感心させられてしまうのですが、どのような判断でそうしたのかを本人に尋ねてみても、「私、何か特別なことをしましたっけ？」というように、的を射た答えはなかなか返ってきません。本人には当たり前のことをしている感覚しかないからです。

このことは、「臨床の知」[*2,3]の特徴をよく表していると思います。

実践のなかで生きて働く知恵や技を「臨床の知」と呼びますが、それは目の前の対象とかかわるなかで自分自身の身体に獲得され、実践のなかで無理なく自然な振る舞いとして体現されるという性格をもっています。そのため、どんなに素晴らしいことができていたとしても、それを本人が意識的に行ったり、ことばで説明したりするのには大きな困難が伴うものです。先のベテランナースが素晴らしいことができているにもかかわらず、それをなかなか自覚できないのもそのためなのです。

また、できていることを自覚できないばかりか、意識できている自分というのは「まだまだ足りない自分」であることも少なくありません。もちろん、謙遜して「私にはまだまだ足りないところがあるんです」と言っているのであればかまいませんが、学生時代だけでなく、新人のころから長年にわたって"不足の指摘文化"のなかで育ってきたために、心から自信がもてなくなってしまっているベテランナースが多数存在することも事実なのです。

　よく知られた心理学の知見の一つに「学習性無力感」というものがありますが、こちらがよかれと思って行っている「不足」の指摘が、指摘した「内容」を相手に学習させているのではなく、「無力感」のほうを相手に学習させてしまっている可能性もあるわけです。若いころから絶えず「足りない、足りない」と言われ続けてきたことが、自分には「まだまだ足りないところがある」という思い込みへとつながり、将来にわたって、自分の行っている看護に自信がもてなくなってしまうのだとしたら、それはとても残念なことです。そう考えると、「不足」の指摘を行うことによって、私たちが加害者となる可能性にも心にとめておく必要があるといえるでしょう。

▶ 指導者に対しての振る舞い・身の処し方の学習

　もう1つ、「不足」の指摘がもたらす大きな問題に、「指導者に対しての振る舞い・身の処し方の学習」があげられます。

　幼い子どもであったとしても、厳しく怒る大人に対しては「とりあえず謝っておこう」というように、振る舞いや身の処し方を学習するものです。皆さんも看護学生時代に繰り返し「不足」の指摘を受けた経験があるとしたら、その対処法を身に付けたおかげで、今日まで"不足の指摘文化"のなかでも看護師を辞めずに続けてこられたのかもしれません。

　いかがでしょうか。ひょっとすると、未だに皆さんも「不足」の指摘を受けることがあるかもしれません。そのときの自分自身のからだはど

うなっているでしょうか。足は肩幅ぐらいにひらいて楽な感じで立って、ひとまずうつむきかげんの姿勢をとるのではないでしょうか。そして、「不足」の指摘が降り注いでいる間は、ひたすら心のなかで、「早く終われ、早く終われ」と念じているのではないかと思います。けれども、念じるだけではだめなことくらい、すでに学習済みです。そこで、時折、二、三度、心にもないうなずきを入れるのでしょう。こうして、その場をやり過ごせばいいわけです。

とはいえ、この対処法が功を奏したとしても、きっと、自分のなかにわき起こるものがあるはずです。もちろん、皆さんであれば、そのわき起こったものをどうするかについても、すでに学習済みだと思います。「ちょっとみんな聞いてくれる〜?」「まったくも〜、また自分のこと棚に上げて」「あ〜、しゃくにさわる!」などと言って、気を紛らわそうとするのではないでしょうか。それでも気が済まなかったとしたらどうでしょう。「ちょっと、飲みに行っちゃいましょう」などと言って仲間を誘い、思いっきり飲んで歌って、時には泣いたり暴れてみたりして、自分のなかにわき起こったものを発散しようとするのではないかと思います。そうして翌朝は、何事もなかったかのようにすっきりとした気持ちに切り替えて、「さあ、今日も一日がんばろう!」と思うことができるからこそ、今日まで看護師を辞めずに続けてこられたということもあるのではないでしょうか。

▶ 厳しくすることを当然と思う看護師

このような意味では、こちらがよかれと思って行っている「不足」の指摘が、指摘した「内容」を相手に学習させているのではなく、「指導者に対しての振る舞い・身の処し方」、すなわち対処法を学習させてしまっている可能性さえあるわけです。ですから、そうした対処法を身に付けることで看護師を続けてこられたという人たちのなかには、昨今の新人の扱いに対してストレスを感じる人も少なくないようです。きっと、上

の人から「新人を怒ってはいけません」「優しくしてください」などと言われるたびに、さぞかしカチンときていることでしょう。「はあ？　あなたは私が新人のときに、どれほどひどいこと言ったのか覚えていないの？」「私たちはコテンパンに厳しく言われても、なにくそと思ってがんばってきたのに」「だから今の人たちは甘くなっちゃうのよ」などと言いたくなる気持ちもわからなくはありません。

　しかし、考えてみると、その人たちも「指摘してくださった内容が、今日まで私を豊かに導いてくださいました」などとは一言も言っていません。「なにくそ」としか言っていないことがわかると思います。指摘されたことにも「なにくそ」と思って、めげずにがんばってきたからこそ、今の自分があると主張しているわけですから、その言い分からすると、「そんな優しい接し方では新人が甘くなってしまう」「もっと厳しく育てなくてはいけない」といった考え方に行き着いてしまう可能性も否めません。つまり、"不足の指摘文化"が「厳しくすることを当然と思う看護師」を育てる土壌にもなりかねないということなのです。その理不尽さは、次のような例からもよくわかると思います。

　年の瀬が近づいたころのことです。あるプリセプターが話してくれました。「私のかかわっている新人は、特に大きな問題もなく、ここまで順調に仕事を覚えて成長してきていると思うんです。先輩たちからもよくがんばっているねと認めてもらえているんですけど、そのことを師長さんに話すと、『そう、じゃあ、そろそろ泣かさないとね』と言うんです」と。皆さんは、ありえないことのように思われるかもしれませんが、実際、こうした話は枚挙にいとまがありません。

　おそらく、その師長は、自分が新人のときには、毎日泣かされていたのでしょう。気の毒なことだとは思いますが、だからといって、今、目の前にいる新人が順調に成長しているのにもかかわらず、泣かさなければいけない道理はどこにもありません。"不足の指摘文化"のなかで自分が厳しく育てられたという理由だけで、新人に厳しくして当然と考えるようではあまりにも短絡です。「患者の命にかかわることだから」「給料

をもらっているのだから」という言い分を耳にすることもありますが、「患者の命」と引き替えに看護師の人格や尊厳が踏みにじられてよいわけはありませんし、誰もが最初から一人前に働けるわけではないのです。理由にもならない理由で、理不尽なかかわりを肯定して、いつまでも繰り返しているようでは、虐待の負の連鎖と同じだといってもよいでしょう。

　もちろん、腫れ物にでも触るかのように「新人を怒ってはいけません」「優しくしてください」と頭ごなしに言う昨今の風潮も、どうかと思います。「辞めさせてはいけない」という至上命令のもとに、言わなければならないことも言わず、やってもらわなければならないこともやらせないようでは、人を育てることにつながらないのはいうまでもないでしょう。しかし、このようにお話しすると、「だから、アメとムチが必要なんですよね」と、また短絡的に考える人がいるのにも困ってしまいます。「アメとムチ」というのは、もともと為政者が民衆を意のままにコントロールする手法を批判するために用いられた表現なのですから、それを教育にあてはめるのは相応しくありません。そもそも、優しくするか、厳しくするかといったことは、上っ面の議論にすぎないわけですし、そういった表面的な話が多すぎるのではないでしょうか。本書のなかでも折にふれてお話ししてきたように、もっと対象と向き合うことの大切さについて、一人でも多くの人が心を砕くことができるようになれたら素敵だと思うのですが、それはいったいいつになることでしょう。

▶ マインドリーディング

　「不足」の指摘がはらむ問題を詳しく見てきましたが、それでも、こうした図1の②のところからなされる指導が大きな曲がり角にきていることは、最近ではずいぶん広く知られるようになってきたと感じます。その証拠に、②の「不足」のところに「自ら気づいてほしい」と考える人が増えてきています。すなわち、それが「不足」に気づかせるというア

プローチです。

　このアプローチをとる人たちというのは、自分もかつて「不足」の指摘を受けて辛かった、あるいは、それまで「不足」の指摘をしてきて心苦しかったという人が少なくありませんから、そこでのかかわりは、至極、受容的な態度となるようです。しかも、②のところに本人に気づいてもらうのは容易なことではありませんし、時間もかかるであろうということから、辛抱強く待つ姿勢を大切にしているようです。こうして、「そのときは患者さんどうだったのかな？」「あなたはそのときどう思ったの？」などと優しく尋ねながら、まるで真綿で首を絞めるように新人に接近していくことになるのです。

　ここでもう一度よく図1を見てください。実は、②の「不足」に気づかせるというアプローチは、「不足」の指摘よりも遙かに大きな落とし穴があるということが、あまりにも知られていないように思います。

　気づいてほしいのは②のところですが、そこは「a．新人看護師」に把握されている臨床場面を表した四角い枠とは重なっていません。ということは、新人には自分にとって何も起きていないことへの気づきが要求されているわけです。ですから、時間をかけてどんなにていねいに振り返りを行ったとしても、ないものは振り返りようがありませんし、いったい何に気づけばよいのかということになってしまいます。まして、ここでは「不足」の指摘に対して学習してきた対処法も通用しません。黙って下をうつむいて、適当にうなずいてさえいれば、やがて嵐は通り過ぎるというわけにはいかず、何かを答えるまでは、穏やかにずっと待たれてしまうのです。これは新たな責め苦だといってもよいでしょう。

　そのため、新人の側では「マインドリーディング」ということをせざるをえなくなります。つまり、当てずっぽうの受け答えをしながら、プリセプターの表情や態度の変化、ことばのはしばしを手がかりに、この人は私にいったい何を言わせたいのか、何て言えばこの場を許してくれるのか、というように相手の心を読もうとするわけです。

　たとえば、「そのときは患者さんどうだったのかな？」というプリセプ

ターの優しい問いかけに、「えっ、そのときは……」と言いかけると、プリセプターの表情が一瞬曇ります。新人の心のなかでは、「あっ、違う。今はこのことじゃないんだ…」といった具合に、いつ終わるとも知れない果てしない当てずっぽうの受け答えが延々と続いていくことになるのです。想像してみただけでも恐ろしいですね。

　では、どのようなタイミングでこの悪夢が終わりを告げるのかというと、それは"当たる"という瞬間です。とりあえず当てずっぽうの受け答えを繰り返していたとしても、何かの拍子に"当たる"ということがあるはずです。当たった瞬間、きっとプリセプターは満面の笑みをたたえて、「よく気がつきましたね」などと言うのでしょう。しかし、新人の心のなかには、「えっ？　こんなことを言わせたかったわけ？」などという思いがわき起こっているかもしれません。とはいえ、それを口に出したら元も子もありませんから、「ありがとうございました。学びになりました」などと言うことになるのでしょう。ばかばかしいとは思いませんか。普段からただでさえ「忙しい、忙しい」と文句を言っているわりには、このようなことに延々と時間をかけているのです。

　確かに、本人が気づきを得て学んでいくというのは、極めて価値ある学びだと思います。しかし、②の「不足」に気づかせようとするのは、ないものねだりとしかいいようがありません。そう考えてみると、②のところというのは、本来、「足りないから」といって怒ってみても仕方がありませんし、「気づけ、気づけ」といっても、ないものには気づけないわけですから、親切にさっさと教えてあげればよいのではないかと思ってしまいます。

　20年以上も前のことになりますが、学校教育の世界では、何人もの教育学者や教育関係者によって、子どもたちの主体的な学びを実現するためには、教師が前に出ず、なるべく教えるのを控える必要があるということが盛んにいわれた時期がありました。教師が過度に教えてしまうと、子どもたちの主体性が台無しになってしまうといった考え方です。そうした考え方の名残は未だに看護教育の世界のなかにもあるようで、

時折、教育の役割を担っていながら、教えるということに対して及び腰になっている人を見かけることがあります。

　もちろん、第2章でふれたように「相手が学んでくれて初めて、こちらは教えさせてもらったことになる」（p.26）わけですから、こちらがいくら教えたからといって、相手が学ぶとは限りません。とはいえ、手をこまねいて何も教えずにいたとしたら、学べるものも学べなくなってしまいます。ですから、②で「起きていること」は、もっと積極的に教えていく必要があるのだと思います。そのときにはすぐにはわからなくても、実践をとおして「あっ、そういうことだったんだ！」と、あとから腑に落ちるということもあるはずです。むしろ、そのときこそが教えたことが学ばれた瞬間なのだと思いますし、その瞬間が訪れるときに向けて、惜しみなく教えるということが大事なのかもしれません。

新人看護師に経験されている事実を大切に扱う

　ここまで、①のような「臨床の場で起きていないところからなされる指導」や、②のような「新人看護師に把握されていないところからなされる指導」について見てきましたが、いずれにせよそうしたところからなされる指導というのが、果たして「指導」と呼べるのかどうかという疑問がわいてきます。皆さんはどうでしょうか。

▶ 指導という名の盆栽づくり

　私の立場からすると、それらを「指導」の仲間に入れることはできません。なぜなら、図1の「a．新人看護師」に把握されている臨床場面は、起きていることの全体からすると、まだまだ狭い範囲にとどまっていることがわかると思います。このままではプロの看護師にはほど遠いわけですから、もっと広い範囲が把握できるようになってもらう必要があります。しかし、①や②からなされる指導というのは、「b．プリセプ

ター」や「c. 教育担当者」に把握されている臨床場面と、「a. 新人看護師」に把握されている臨床場面を、あの手この手で同じにしようとするはたらきかけに見えてしまうからです。

図1のなかに示してあるそれぞれの四角い枠は、その人のものの見方や考え方、感じ方、自分の看護観などの枠を同時に表しているわけですから、「a. 新人看護師」の枠がまだ小さいからといって、指導をする側が相手の枠を自分の枠と同じ形にしようとするのであれば、それは指導ではなく、指導という名の「盆栽づくり」にすぎません。

自分のものの見方、考え方、感じ方、自分の看護観と同じになるように、余分な枝葉を切り落とし、針金を巻き付けて自分の好みの形に枝ぶりを整えていくような、ここでいう「盆栽づくり」とはそんなイメージです。もし、ピンとこないようであれば、「自分のコピー」をつくっているようなものだと思えばよいでしょう。

「教育」の主眼はその人の成長にあるわけですし、「指導」というのは成長を支えるためになされるものにほかなりません。こうした教育的なかかわりの本質に照らしてみても、「盆栽づくり」や「コピーづくり」が指導と呼べないのは十分にうなずけることではないでしょうか。

▶ **私たちの目指したい指導**

そこで、私たちが大切にしたいのが③の部分です。図1を確認してもらえばわかるとおり、③が振ってあるところは、「a. 新人看護師」に把握されている臨床場面のなかでも、新人に実際に経験されている「事実」を表していることになります。

確かに「a. 新人看護師」の枠がこのままの大きさでは困るわけですが、大事なことは、本人が自分自身の枠を自分なりに広げていくことなのです。ですから、そのためには、何よりもこの③で起きている事実を大切に扱っていく必要があります。つまり、この場所で「起きていること」を新人が自分のことばで意味づけることをとおして、"何が看護で何

がそうでないか"を自分自身でつかんでいけるように支援していくのが、私たちの目指したい指導[*4]です。

　そもそも、この③というのは、新人に経験されている世界にほかなりませんから、①や②のように、その外側からなされる指導が、本人の学びになかなか結びつきにくいのは当然です。また、ひとくちに③で起きていることを意味づけるとはいっても、あくまでも意味づけるのは新人自身なのですから、指導する側が意味づけると勘違いしてしまえば、②からなされる指導と区別がつかなくなってしまいます。

　このことは、「a. 新人看護師」のところを「看護学生」や「スタッフ」に置き換えてみても同じでしょう。実際、「経験を意味づける」などと称して、看護学生が経験したことに対して教員や指導者による意味づけがなされていく光景もしばしば目にします。

　以前、別のところで次のように述べたことがあります。

　「人は他者の経験、そして自分の経験も操作したり、変形したり、型にはめたりする権利をもっていない。それは教育者に課せられた倫理的な問いである。目的合理的な教育のシステムにあっては、教えるということは教える者による学びの操作であった。教えることは外部の者による学ぶ者の経験に対する、時には強制を伴う加工だったのである」[*5]。

　ですから、私たちは、対象が新人であっても、学生やスタッフであっても、「学ぶ人」その人自身が、今、ここで起きていることをきちんと自分のことばで意味づけて、"何が看護で何がそうでないか"を自分自身でつかんでいきながら、自分の枠を自分なりに広げていく過程を大切にする必要があると考えるのです。

　本書の第2章では、「そもそも『育つ』のは誰か、『学ぶ』のは誰か」（p.26）ということについて考えてみましたが、育つのも学ぶのも、「学ぶ人」に経験される問題であったことを思い出してください。こうした考え方と、実は先の引用で述べたこととがつながっていることを皆さんにも知っておいていただけたら嬉しいです。

▶ 何が大切なのかを知っているということ

　現実の臨床の場に目を向けると、新人看護師に対しては、1日も早く仕事を覚えて、1スタッフとして業務をこなせるようになってもらいたいというのが本音かもしれません。短期的にはそれが優先されるのもやむをえないことだと思いますが、業務をこなせるようになってあぐらをかかれてしまったら、人手を増やすことにはなっても、看護の実践家としての仲間を増やすことにはつながらないでしょう。自らが主体となって実践を切り拓き、創造していく人へと成長していってもらうには、③を大切に扱っていく必要があることを知っているかどうかが、大きな分かれ道になってくると思います。

　また、臨床の現実において患者の安全にかかわるような場面では、①や②からなされる指導が皆無になることはないのかもしれません。しかし、第4章でお話ししたように、私たちが「相互性」の場を生きているということを思い出してみれば、①や②からなされる指導を、指導のすべてだと思っているような厚顔無恥な人にかかわられるのと、③を大切に扱っていく必要があることを知っている人にかかわられるのでは、雲泥の差であることが容易に想像できるのではないでしょうか。

　③の大切さを知っている人ならば、思わず「不足」を指摘してしまうことがあったとしても、言ってしまったあとに、一抹の後ろめたさを感じることもあるのではないかと思います。その一抹の後ろめたさが、傲慢に上から目線で相手にかかわる自分を戒めてくれるかもしれませんし、言い過ぎたことを謙虚に反省して、この次はもっと③を大切にしてかかわっていこうと思わせてくれるかもしれません。また、相手にとっては、そうした③の大切さを知っている人からの厳しいことばは、むしろ誠実さとして感じ取られることにつながるかもしれません。

　ですから、③を大切にした指導がすぐにできるかどうかよりも、その大切さを知っているということがとても重要になってくると思います。

何が本当に大切なのかを十分に知っていて、そうした指導を自分がしたいと思えているのであれば、然るべきときにおのずからそれを可能にすることもできるでしょう。

盆栽づくりから教育へ、そして「共育」へ

　この稿では、図1を使いながら指導が指導になるとき・ならないときについて整理してきましたが、時には、この図に照らして、自分の行った指導というものが、どのような場所からなされているのかを振り返ってみることも大事なことだと思います。

　ところで、この図1からはもう1つ学べることがあります。図のなかに星印を付けてある場所があるのですが、見つけられるでしょうか。この稿の最後に、この場所に星印を付けた意味についてもお話ししておくことにしましょう。

▶ 新人看護師から学ぶこと

　星印が付けてあるのは、「a. 新人看護師」だけに把握されていて、「b. プリセプター」や「c. 教育担当者」には把握されていない臨床場面です。皆さんも、新人からこの星印を付けた場所で起きていることを報告されて、「えっ、ほんとに！　患者さんがそんなことまであなたに話してくれたの!?」と、目から鱗が落ちるような経験をしたことがあるのではないでしょうか。「だったらこの患者さんのケアは、もっとみんなでこうしていきましょう！」といったように、新人からの報告をきっかけに、よりいっそうその患者に合ったケアが実現していくということも決して珍しいことではないと思います。実際、私もこうしたエピソードは、新人だけでなく看護学生についてもしばしば出会います。

　ですから、星印の場所で起きていることから、こちらが学ばせてもらうということも多分にあるのだということも、この機会に再確認してい

ただけたらと思います。

　皆さんはこれまで臨床経験を重ねるなかで、さまざまなことができるようになったり、わかるようになったりしてきたわけですが、その一方で、確実に失ってきたものがあることをご存じでしょうか。

　失ったもの――。それは若さです。自分が学生や新人だったころのピュアな看護への思い。経験を重ねるなかで、あのピュアな看護への思いはいつのまにか失われてしまったのではないでしょうか。もちろん、「失礼な！　あのころのピュアな看護への思いは、未だに色褪せることなく、私のなかで熱く、めらめらと燃えたぎっているんですよ！」と言える方もいらっしゃると思います。しかし、多くの皆さんは、年月を経て、経験を重ねたぶんだけ"よごれちまった悲しみ"というのを味わっているのではないでしょうか。すると、学生や新人のピュアな看護への思いは眩しく映るかもしれません。

　その思いにふれることで、患者も心をひらき、スタッフに言えなかったことを新人に打ち明けるということが起きるのでしょうし、経験を重ねた皆さんも、忘れかけていた大事なことをあらためて教えてもらうということが起きるのではないかと思います。

▶ 新人看護師と共に成長する

　1つ例を紹介しておきましょう。これはあるプリセプターから教えてもらった話です。彼女がかかわっていた新人は、どちらかというとおとなしい性格で、あまり自分から積極的に口を開くことはありませんでしたが、仕事を覚えることについてはとても前向きで、それほど大きなつまづきもなく業務をこなせるようになってきたそうです。ただ、なかなか勤務が合わず、ゆっくりと話す機会もないまま半年以上が経ってしまい、新人が看護をどのように思っているのかまではわからないままだったと言います。

　ところが、その新人がターミナルの患者を受け持つことになったとき

のことです。「夜に亡くなったら家に電話しないでほしい」という患者の家族のことばに心を痛めた新人が、プリセプターのところに「患者さんがかわいそうだ」と言いに来ました。患者への思いを知ったプリセプターは、このとき初めて新人の優しい人となりにふれることができたように感じたそうです。

　それからほどなくして、患者は亡くなり、2人のベテラン看護師が死後の処置を行うことになりました。それを聞いたプリセプターは、新人に「見学でもいいし、手伝えることがあればさせてもらってもいいので、死後の処置に入らせてもらえるように先輩に頼んでみようか」と水を向けたそうです。すると、新人も「ぜひお願いします」という返事だったので、段取りをとって、死後の処置に入らせてもらうことになりました。そして、処置を終えて新人が戻るのを待っていたそうです。

　しばらくして戻ってきた新人は、こわばった表情をしているように見えました。あれっ？　と思ったプリセプターが「どうだった？」と尋ねると、新人はその場で泣き出してしまいました。「いったい何があったの？」という問いかけに、新人は泣きながら「先輩たちがおしゃべりしていた…」と答えたそうです。そして、「人の死って、こういうものなんですか」とも言われたそうです。

　何があったのか、皆さんには想像できるでしょうか。この2人の先輩は、ベテラン看護師ですから、当然手技も滞りなく、処置は速やかに進められていたのだと思います。しかし、その最中ずっとおしゃべりに花を咲かせていたのです。その様子を傍らでじっと見ていた新人は、さぞかし辛かったのだと思います。この患者は家族にも大事にされず、亡くなったあとにも看護師にこのような扱いを受けるのかと、ショックを受けて泣いていたのでした。

　新人の話を聞いて、プリセプターは「ハッとした」と言います。「この先輩たちほどではないにしても、何年か看護師をしてきて、自分にはそんなことはないと思いたかった」そうです。「けれども、経験を積んだぶんだけ、やはり慣れというものがあるはずで、ひょっとすると自分にも

そういうところがどこかにあるかもしれないと思った瞬間、すごくハッとした」と話してくれました。

　謙虚にそうして受け止めることができるプリセプターに感心したのはもちろんですが、さらに彼女が素晴らしかったのは、この出来事を処置を行った2人のベテラン看護師に話をしに行ったことです。プリセプターから「新人が泣いて帰ってきたんですけど、どういうことなんですか」と言われ、先輩たちも相当ハッとしていたそうです。おそらく、先輩たちも悪気があっておしゃべりをしていたわけではないと思います。ただ、"経験"と"慣れ"は絶えず背中合わせです。"経験"を重ねることで、大事なことが無理なく自然と当たり前のようにできるようになっていく反面、"慣れ"が伴うと、それがいつしか業務をこなすようになってしまうこともあるのです。新人のピュアな思いにふれて、この2人のベテラン看護師が猛省することになったのはいうまでもありません。それは、何が看護で何がそうでないのか、忘れかけていた大事なものを新人からあらためて教えてもらう瞬間だったといってもよいでしょう。

　このように、私たちは相手から教えてもらったり、学ばせてもらったりすることもしばしばあるのです。教育の役割を担うと、どうしても教えるということばかりに汲々となるものです。しかし、先に見た「盆栽づくり」もどうかと思いますし、上から目線での教える・育てるという意味での「教育」にも問題が少なくないことは、第2章ですでにお話ししたとおりです。ですから、そう考えるとやはり、共に育つという意味での「共育」ということがとても大事になってくると思います。

　皆さんが、目の前の新人や学生、スタッフと一緒に「共育」に踏み出すことができたら、そこには互いが看護でつながり合い、共に学び、共に育つ、豊かな実践家の共同体が実現することも決して夢ではないでしょう。そうした「共育」は、先の新人の思いを臆せず先輩へと伝えたプリセプターのように、先輩・後輩という敷居を超えて、日々の看護実践のなかでの気がかりを、互いに率直に意見交換することから確実に始まっていくのだと思います。

対象を理解するということ

―――― なぜ、教えることを難しいと感じるのか ――――

　時折、「教えるって本当に難しいことですよね」と言いたがる人に出会うことがあります。もちろん、私も簡単なことだとは思っていませんが、力いっぱいそう言われると釈然としない気持ちになってしまいます。なぜなら、看護にしろ教育にしろ、生身の人間と向き合ってかかわる難しさというのは、質的に同じはずだからです。それにもかかわらず、「看護」をとおしてその難しさを十分に知っているはずの看護師が、教えるということのほうを過度に難しいと感じるのだとしたら、そこにはやはり、教育についてじっくりと腰を据えて学んだことがないために生まれる不安があるからでしょう。しかし、不安と同時に、その根底には「教育」の理解のしかたにボタンの掛け違いが潜んでいる可能性も否めません。すなわち、教えるということは、相手を自分の思いどおりに変えることなんだという思い込みです。

　ありえないことでしょうが、試しに目の前の患者を自分の思いどおりに変えようとしている自分を想像してみてください。どれほど難しいことを自分がしようとしているのかが、すぐにわかるのではないでしょうか。患者を自分の思いどおりに変えるなどということはできるわけがありませんし、倫理的にも許されることではありません。まして、万が一にでも、思いどおりにしてしまったとしたら、そのあとの責任は誰がとるのでしょうか。それは「教育」でもまったく同じです。

　そもそも、教えるということは、相手を自分の思いどおりに変えるこ

とではありません。第4章の最後に取り上げた糖尿病の患者の例（p.89）にしても、そこでのかかわりが簡単ではないことは、教育的なかかわりにも大いに共通するものです。つまり、「看護」と比べて「教育」のほうが特に難しいということはないはずなのです。

対象理解から出発する

　では、教えるということが、相手を自分の思いどおりに変えることではないとすると、教える人は何から出発すればよいのでしょうか。

　看護師が自分の「ニード」を一方的に患者に押しつけていたとしたら、それを「看護」と呼ぶことができないのと同じように、教える人が自分の「ニード」を一方的に相手に押しつけていたとしたら、それを「教育」とは呼べないことは、第4章ですでにお話ししました（p.88）。

　このこととの関連で大きな示唆を与えてくれるものとして、アーネスティン・ウィーデンバックの著した『臨床看護の本質』という本のなかに次のような一節があります。

　「看護婦が看護婦であるゆえんは、そもそも看護婦の援助を必要としている患者の存在があるからである。そこでまず、患者と知り合うことから始めなければならない。患者を理解し、患者の〈援助へのニード〉（need-for-help）を理解することによって、看護婦の役割や、患者ケアにおける看護婦の責務はおのずから明らかになってくるであろう」。[*6]

　この文章の「看護婦」ということばを「教える人」に、「患者」ということばを「学習者」（あるいは「学生」や「新人」「スタッフ」など）に置き換えてみてください。「患者ケア」は「教育的なかかわり」に置き換えるとよいでしょう。すると、次のようになります。

　「教える人が教える人であるゆえんは、そもそも教える人の援助を必要としている学習者の存在があるからである。そこでまず、学習者と知り合うことから始めなければならない。学習者を理解し、学習者の〈援助へのニード〉（need-for-help）を理解することによって、教える人の役

割や、教育的なかかわりにおける教える人の責務はおのずから明らかになってくるであろう」。

　いかがでしょうか。「臨床看護の本質」として書かれたこの文章が、「教育的なかかわりの本質」とぴったりと重なり合うことがわかるでしょう。皆さんが日々行っている看護にとって、"対象理解"から出発することが大切なのと同じように、教えるということも"対象理解"から出発することが欠かせないということなのです。

▶ 対象理解の方法

　このように考えてみると、日頃皆さんが患者を理解するために行っている方法が、そのまま学習者を理解するための方法にも通じることがわかると思います。自分のかかわっている学生のことがわからない、新人のことがわからない、といった声をよく耳にすることがありますが、患者に対してできることが、学習者にはできなくなってしまうというのも不思議なことではないでしょうか。たとえば、ヴァージニア・ヘンダーソンは『看護の基本となるもの』のなかで次のように述べています。

　「患者の"皮膚の内側に入り込む"看護婦は、傾聴する耳をもっているにちがいない。言葉によらないコミュニケーションを敏感に感じ、また患者が自分の感じていることをいろいろの方法で表現するのを励ましているにちがいない。患者の言葉、沈黙、表情、動作、こうしたものの意味するところを絶えず分析しているのである。この分析を謙虚に行い、したがって自然で建設的な看護婦＝患者関係の形成を妨げないようにするのはひとつの芸術である」。[*7]

　ヘンダーソンのこのことばは、看護の実践家である皆さんが日々"対象理解"をどのように行っているのかを雄弁に物語っているのではないかと思います。「皮膚の内側に入り込む」という実践家ならではの表現も、それが単に患者のことばに耳を傾けるという意味での「傾聴」によってのみ成り立つのではないことを教えてくれています。

たとえば、ヘンダーソンは次のようにも言っています。
　「患者の言ったことを繰り返す、あるいは患者の言葉を聞いて彼の思いを看護婦の言葉で表現する、などによって、患者がそれまでほとんど気づいていなかった自分の恐怖を打ち明ける気持ちになることも多い」。[*8]
　つまり、"対象理解"には、ことばによらない患者のからだのあらわれ・あらわしを敏感に感じ取るだけでなく、患者に自分をもっと表現してもらえるようなはたらきかけがよりいっそう大切になってくるということなのです。
　そして、「患者と看護婦の両方が問題を確認して初めてそれに取り組む態勢ができるのである」[*9]と言います。
　もちろん、こうしたことが可能になるのは、患者のことを"もっと知りたい""もっとわかりたい"という看護師の思いがあればこそなのだと思います。けれども、そうした対象への"関わることへの意志"[*10]を教える人として学習者にも向けてみることさえできれば、おのずから自分のかかわる新人や学生への理解も深まってくることでしょう。
　とはいえ、はじめから学習者のことをすべて知り尽くさなければ教えることができないというわけではないと思います。そもそも相手のことをすべて知り尽くすことなど不可能ですし、救急搬送されてきた患者のことを考えてみれば、はじめから患者の理解が十分にできなかったとしてもケアが始められるのは当然でしょう。むしろ、その後のかかわりをとおして次第に患者のことがわかってくることで、よりその患者に合ったケアが可能になってくるのだと思います。
　それは、学習者へのかかわりも同じです。自分のかかわる新人や学生のことを"もっと知りたい""もっとわかりたい"という思いがあれば、教えることをとおして次第に相手のことがわかってくるでしょうし、対象理解が深まるにつれ、よりその学習者に合った教育も可能になってくるはずなのです。

▶ **対象理解を妨げるもの**

　対象理解の方法について見てきましたが、ひとえに"対象理解"を看護が大切にしてきた理由には、患者の個別性ということを常に念頭に置いて看護が実践されてきたからなのだと思います。

　そう考えると、「現代の若者」の特徴というような話を安易に鵜呑みにしてはいけないことがよくわかるのではないでしょうか。

　「いまどきの新人は…」「いまどきの学生は…」などということばをしばしば耳にすることがありますが、振り返ってみれば、誰もがかつて「いまどきの…」と言われたことがあるのではないかと思います。私もそうでした。つまり、そう言っている人というのは、あくまでも自分を基準にして、自分とものの見方・考え方・感じ方が異なったり、自分の意に染まない言動をとったりする年下の人を「いまどきの…」と呼んでいるだけにすぎないのです。

　また、対象を十把一絡げに「ゆとり世代」と呼ぶような乱暴なとらえ方は、社会一般がどうであれ、少なくとも看護や教育の世界とは相容れません。私たちが一人ひとりの個別性を大切にして看護や教育に携わる以上、そうしたとらえ方は厳に慎む必要があると考えます。

　そもそも、「ゆとり世代」と呼ばれる人の身になって考えてみてください。「ゆとり教育」と一般に称される学習指導要領のもとで運営された当時の小学校・中学校・高等学校に通ったという理由だけで、定義も定かではない世代論を、あたかもレッテルのように貼り付けられるのです。何百万人もの人々が同質の傾向にあるかのように見なすことにいったいどんな意味があるというのでしょうか。それがどれほど理不尽で失礼なことなのかは想像に難くないでしょう。

　どこの病院にもどこの学校にも、手を焼く新人や学生が何人かはいるものです。そうした一部の新人や学生の指導に時間を取られ、へとへとになって、いきおい「いまどきの新人は…」「いまどきの学生は…」と言

いたくなってしまう気持ちもわからなくはありません。しかし、一人ひとり「個」に目を向けてみると、純粋に看護を学びたい、素敵な看護師を目指したいとがんばっている新人や学生がむしろ大半だと思います。一部の新人や学生を全体と錯覚して、先入観や偏見にとらわれるのではなく、「個」を見ることの大事さを忘れないでてほしいと思います。

学習者に学ばれること

こうした先入観や偏見にとらわれずに私たちが「個」を見ていくためには、学習者にとっての"学び"がどのようなものであるのかについても知っておくとよいかもしれません。

そこで以下では、まず、教えるということとの関連で、学習者の"学び"について見ておくことにしましょう。

▶ 教えることは必ずしも学ぶことを意味しない

第2章では「相手が学んでくれて初めて、こちらは教えさせてもらったことになる」(p.26)ということをお話ししましたが、思い出していただけるでしょうか。これと対になる考え方として、私たちがよく言うのが「教えることは必ずしも学ぶことを意味しない」ということです。もしイメージしにくいようでしたら、看護に重ねて考えてみてください。たとえば、ウィーデンバックの『臨床看護の本質』のなかに次のような文章があります。

「看護婦が看護を行うには患者を必要とするが、患者が必ずしも看護婦を必要としているとは限らない」。[*11]

この文章も単語を置き換えてみると次のようになります。

「教える人が指導を行うには学習者を必要とするが、学習者が必ずしも教える人を必要としているとは限らない」。

こうしてみても「臨床看護の本質」と「教育的なかかわりの本質」が

ぴったりと重なり合うことがよくわかるのではないかと思います。
　皆さんがどれほど"看護がしたい"と思ったとしても、目の前に患者がいなければ看護ができないのは当然です。けれども、目の前に患者がいたからといって、何から何まで、患者が自分でできることまで手出し口出ししてしまっては看護にならないことも当然でしょう。
　このことは、教えるということについてもまったく同じなのです。私たちがどんなに"教えたい"と思ったとしても、目の前に学習者がいなければ教えることができないのも当然です。とはいえ、目の前に学習者がいたからといって、学習者が何を必要としているのかを無視して、手取り足取り、何から何まで手出し口出ししてしまっては指導にはなりません。まして、学習者が自分の力で解決しようとしているにもかかわらず、先回りまでして指導してしまったら、学習者の学びや育ちを邪魔することさえありうるということなのです。

▶ 右肩上がりのように学ばれていくわけではない

　これまでも繰り返しお話ししてきたように、患者だけでなく、皆さんがかかわることになる目の前の新人やスタッフ、学生一人ひとりにも「個別性」があるということは、教えたことがそのまま学習者に学ばれるわけではないということです。
　次のページの**図2**を見てください。図2は、横軸に「時間」をとって、縦軸に教えた「内容」をとることで、学習者に教えた内容が、時間の経過とともに積み重なって、右肩上がりの直線のように学ばれていく様子を表したものです。
　たとえば、新人に対して5月までにこれだけのことを教えたら、6月までにはこれだけのことを、さらに7月までにはこれだけのことを、というように、この図は、教育計画や研修プログラムを組み立てるときのスタンダードな考え方になっています。ちなみに、学校の教育課程（カリキュラム）を編成する際にも、この図のように教えた内容が右肩上がり

図2　時間の経過と教えた内容との関係

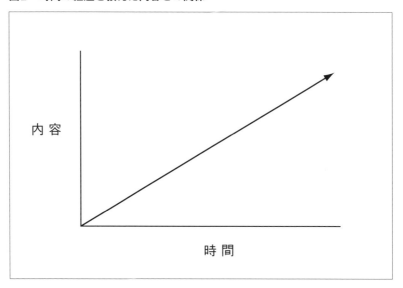

の直線のように学ばれていくことが前提になっています。

　とはいえ、計画を立てるときにはこの図2のような考え方で差し支えないのですが、1つ忘れてはいけないことがあります。それは、この図はあくまでも"教える側の都合"にすぎないということです。

　学習者一人ひとりに「個別性」があるということは、わかるようになるなり方やできるようになるなり方も、個々によって違うのが当然ですから、一律に誰もが都合よく右肩上がりの直線のように学んでいくとはかぎりません。そのため、実際には図3のように、学習者によって学ばれることの違いが生まれるのだと思います。

　仮に、図3の横軸を1年間に見立てて、同期採用の2人の新人看護師を（a）と（b）のそれぞれにあてはめて考えてみてください。

　すると、（a）の新人は、入職早々、教えられた以上のことを学び、先輩看護師からも高い評価を受けることが予想されます。しかし、半年を待たずに"伸び悩み"の状態に入ってしまっています。

図3　学習者によって学ばれることの違い

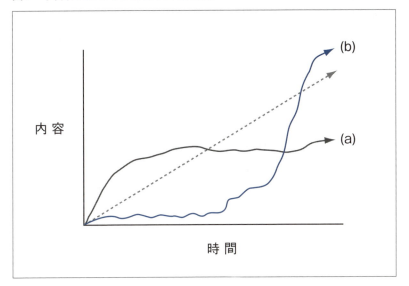

　一方、(b) の新人は"遅咲き"といってもよいでしょう。入職して2、3か月もすると、教えても教えても、なかなかわかるようになったり、できるようになったりする様子が見られないことから、「看護師には向いていないのではないか」「こんな調子で看護師を続けられるのか」と心配されてしまうかもしれません。ところが、半年を過ぎたあたりから徐々に変化が見られ、それまでが嘘のように、やがて同期の (a) を追い越して、1年が経つころには見違えるようになっています。

　こうして見ると、学習者の「個別性」によって、こちらが学んでほしいことは、右肩上がりの直線のように学ばれていくわけではない、ということが一目瞭然だと思います。また、個々の学習状況から、あまり早い時期に学習者の可能性までを判断してしまうのは、厳に慎む必要があることもわかるのではないかと思います。

　(a) や (b) の新人がたどった学びの軌跡は、本人にも予想できないものですし、こちらにとっても予想することは困難です。もしかすると、

(a) の新人のほうが実は"遅咲き"で、2年目に入ってから大きく伸び始めるということがあるかもしれません。一方、1年目の終わり近くになって飛躍的に伸びた (b) の新人には、2年目以降に"伸び悩み"の時期が訪れることさえありうるのです。

　このようなことは、図3の (a) と (b) を看護学生に置き換えてみても同じことがいえると思います。もちろん、(a)(b) に示したそれぞれの学びの軌跡はあくまでも例にすぎませんから、実際は一人ひとりに異なった多種多様な学びの軌跡があってしかるべきです。また、図の横軸を1年間に限定せずに、卒業までの3年間や4年間、あるいは臨地実習の1クールなどに見立てたとしても、それぞれの学生がたどる学びの軌跡に違いがあるのは当然でしょう。

　ですから、私たちは教える人として、先入観や偏見にとらわれることなく、学習者の「個別性」を理解しようと努めることが大切なのはもちろん、一人ひとりの学習者の可能性を信頼してかかわることがよりいっそう大切になってきます。

　確かに、学習者に長く低迷する時期が続くと、いいかげん見切りをつけたくなってしまうのもわからなくはありません。かかわりの渦中にいればなおのこと、先も見えないわけですからそうした気持ちがわきおこってくるのは無理もないことでしょう。しかし、学習者に対して疑いや不信感を抱いてしまっては、教えることはできなくなってしまいます。

　第4章でふれた「相互性」を思い出してください。「看護師の思い方というのはとても大事で、それが患者にも伝わってしまう」(p.68) ように、教える人の思い方が学習者に影響するのは自然なことですから、仮に今は難しくても、きっとわかるようになる、できるようになると、学習者の可能性を信頼してかかわり続けることが大切なのです。

　このようにお話しすると「言うは易く行うは難し」と思われるかもしれませんが、そうしたかかわりが続けられるのも自分のなかに確かな「方向」すなわち「ねがい」(第4章-3) があればこそでしょう。このことについては、後ほど稿をあらためて詳しくお話ししたいと思います。

なぜ、私たちは経験を重視するのか

　先入観や偏見にとらわれずに「個」を見ていくために、ここまで、教えるということとの関連で、学習者の"学び"について見てきました。とはいえ、学習者にとっての"学び"とはそもそもどのようなものなのでしょうか。このことについて理解を深めるためには、"経験"に着目する必要があると思います。

　私たちが"経験"を重視する立場にあるということは、「指導が指導になるとき・ならないとき」について整理した際に、「新人看護師に経験されている事実を大切に扱う」(p.107)ことを、「私たちの目指したい指導」としてお話ししたことにもつながっています。そこで、この稿の締め括りとして、なぜ、私たちは"経験"を重視するのか、そのわけについても少しお話ししておくことにしましょう。

▶ 経験は一個の人生全体を具体的に定義する

　「経験は一個の人生全体を具体的に定義する」[*12]というのは、経験について思索を深めた森有正のことばです。

　私たちがここでいう"経験"とは、その人のこれまでの経験だけでなく、今、ここでの経験、さらにこれから未来へと続く経験のことを意味しています。経験は誰にも取って代わることができない、その人自身のものですし、森有正も言うように、その人自身を具体的に定義しているのが経験にほかならないのです。その人がその人であるということは、経験がその人をその人たらしめているのだと言い換えてもよいでしょう。

　たとえば、皆さんであれば、目の前の患者が激しい苦痛を訴えている様子を想像してみてください。どれほど患者に心を寄せて、その患者に経験されている苦痛を慮ったとしても、看護師である自分が患者に代わってその苦痛を経験することはできません。それが経験の代替不可能

性ということの究極の例だと思います。

　私たちが「個」を見るといったときの「個」の根拠も、こうした経験をおいてほかにはありません。看護が「個別性」ということばで一人ひとりの患者を大切に考えてきたように、私たちは「経験」ということばで一人ひとりの学習者を大切に考えてきたということなのです。

　先に紹介したように（p.109）、「人は他者の経験、そして自分の経験も操作したり、変形したり、型にはめたりする権利をもっていない。それは教育者に課せられた倫理的な問いである」[*13]と述べたのも、実はこのような考え方をしてきたからなのです。

▶ 学ぶということの本質は、自らの経験の意味づけである

　私たちが"経験"を重視してきたわけは、それだけではありません。学ぶということの本質は、自らの経験の意味づけにほかならないと考えるからです。

　もちろん、ひとくちに"学び"といっても、その形にはさまざまなものがあります。皆さんも経験があるように、たとえば国家資格の取得を目的とした学びは、どちらかといえば短期記憶がものをいう学びの形ですから、頭に詰め込んだ知識は試験が終われば、次第に失われていくのはやむをえないことです。入職したばかりの新人看護師が、自らの勉強不足を嘆き、学生時代にもっと勉強しておけばよかったと悔やむ姿に出会うことがありますが、それは勉強不足というわけではなく、むしろ、勉強はたくさんしたはずですし、そこでの学びの形が、国家資格の取得という目的に応じたものだっただけなのです。

　しかし、入職早々、出会った目の前の患者の状況に、何とかしたいと強く思っても、どうしたらよいのかわからないという事態に遭遇したとしたらどうでしょう。切実感に突き動かされて、必死で学生時代のテキストやノートを紐解いたり、わらにもすがるような思いで先輩に教えてもらったりしながら、「へーっ、なるほど！」「そうだったんだ！」とい

うように、実際に看護を行うことをとおして経験された知識や技術は、未だに忘れずに自分のなかに残っているのではないかと思います。

「学ぶということの本質は、自らの経験の意味づけにほかならない」などというと、「意味づけ」ということばの語感から、経験を言語化しなければならないように思われてしまうかもしれませんが、必ずしもそうではありません。ことばに表してみることで自分に経験されたことの意味がはっきりするということはもちろんあるわけですが、そうだからといって言語化を無理に急ぐ必要はないと思います。上に見た例のように、何かがわかっていったり、できるようになっていったりするということは、「身に染みてわかる」「腑に落ちる」ということばがあるように、まさに自らの必要や切実感からなされた"経験"が、"意味"となって自分自身のなかに残るということなのです。

このように考えると、何かがわかるようになったり、できるようになった自分というのは、わからなかったり、できなかったりしたころの自分とは、まるで別人のように"経験"が大きく変容してしまっていることがわかると思います。森有正も「一つのことがわかり、理解することができるのは、決して知的面だけの問題ではなく、もっと経験全体の変容、その成熟」[*14]なのだと言っています。

ですから、学ぶということの本質と私たちが真摯に向き合おうとする限り、教えるということは、一般に理解されているように、ただ自分の知っていることやできることを相手に伝えることなのではなく、学習者の経験の変容、成熟、発展の過程に具体的にかかわることだととらえる必要が出てくるのです。

▶ 自分を知るということと対象を理解すること

ところで、学ぶということの本質が、自らの経験の意味づけであり、経験の変容、成熟、発展の過程が「成長」そのものであると考えると、そこに、わかるようになった人やできるようになった人が、そうなるま

での自分を忘れてしまい、相手がなぜわからないのか、なぜできないか、理解できなくなってしまう理由があるのかもしれません。わかるようになった人やできるようになった人にとっては、わかることもできることもすでに当たり前のことですから、ややもすると、目の前の対象が新人や学生であるにもかかわらず、わかることやできることを当然のことのようにかかわってしまう可能性があります。

　この意味で、対象を理解するためには、自分がわかるようになったり、できるようになったりするまでの過程で、どのようなことが自分に経験されていたのかを思い出してみることも、大事な手がかりになってくると思います。そういえば、ヘンダーソンの『看護の基本となるもの』のなかに次のようなことばがありました。

　「自らを知ることは他者を知ることの土台であり、自尊の念は他者を敬うことの基本であることは、過去においてそうだったように、今も真実であり、おそらくは未来においてもそうであろう」。[*15]

　皆さんにとって教える人としての経験は、看護師としての経験に比べれば圧倒的に短いものかもしれません。けれども、学ぶ人としての経験は、看護学生時代や新人のころだけでなく、子どものころからも含めれば、看護師の経験とは比べものにならないくらい長いもののはずです。ですから、自分が学ぶ人として、どんなところが難しかったのか、どんなところで戸惑ったのか、辛かったり困ったり、嬉しかったり楽しかったりしたのかなど、そういった諸々の経験が、教える人として対象を理解していくうえでの「土台」になるということなのです。

　ひょっとすると、先の図3に示した（b）の新人看護師のように、「看護師には向いていないのではないか」「こんな調子で看護師を続けられるのか」と直接言われないまでも、周囲に心配をかけていた時期が自分にもあったかもしれません。ですから、「どうしてそんなこともわからないの？」などと嘆く前に、そもそも自分はどのようにしてわかるようになったのか、どのようにしてできるようになったのかと、自分を知ることから始めてみることも大切なのではないでしょうか。

教育的なかかわりの「方向」を明確にする

～～～ 自己の教育的なかかわりを支えるもの ～～～

　第4章では、「教育的なかかわり」の場の大きな特徴の一つとして、「相互性」について詳しくお話ししましたが、ここで皆さんに注目してほしいのが、「相互性」の場が自分と相手とのかかわりによる"変化"を前提にしていたということです。さまざまなことが絶えず起こり、状況が複雑に変化していく場であるということは、相互性の場が「臨床の場」と呼ばれるゆえんだといってもよいでしょう。ですから、看護師であっても教える人であっても実践家である以上は、そこで何ができるのかが勝負になってきます。

　とはいえ、その時その場で起きることに対して、その都度、何らかの対応をとっていく必要があるのはもちろんですが、それが単なる思いつきやその場しのぎの対応に終始するようでは困ります。第1章で「こんな指導はごめんだ！」の例の一つに、「その時々で言っていることが変わる」(p.11)をあげましたが、そんなふうに行き当たりばったりの指導を行ってばかりいては、自分のかかわる新人やスタッフ、学生に「ごめんだ！」と思われてしまっても仕方がないでしょう。

　そこで、リアルタイムに変化する場のなかで、自分自身の教育的なかかわりを支えてくれるものとして、ここでも再び重要になってくるのが、「方向」すなわち「ねがい」(第4章-3)です。

　「自分自身が『ねがい』をもてる存在であるからこそ、他の誰でもない『この私』が目の前の対象にかかわることの意味になる」(p.84)という

図4　自己の教育的なかかわりを支えるもの

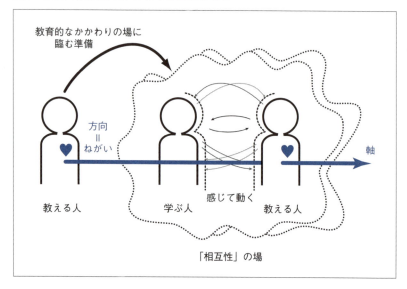

ことについては、すでに詳しくお話ししてきました。このような自分のもつ「ねがい」というのは、「教える人として自分自身が存在する理由」であると同時に、実は、リアルタイムで変化する場のなかで、自分自身の教育的なかかわりを支えてくれる「軸」となるものなのです。

　図4は、自己の教育的なかかわりを支えるものとして、「方向」＝「ねがい」が、変化を前提とする相互性の場のなかで、一貫した「軸」となっている様子を表したものです。

　このように、教える人として、自分自身の「軸」が明確になっていることで、その時その場で起きたことに対しても、場当たりではなく、何らかの一貫性や適切性を伴ったかたちでの"臨機応変"な対応が可能になっていくのです。もちろん、人間ですから、状況の変化に戸惑ったり、咄嗟の判断に迷ったりする瞬間があるかもしれません。けれども、迷ったときには、「ねがい」に戻ることさえできれば、ぶれることのない教育的なかかわりも可能になってくるでしょう。

ですから、教育的なかかわりの場に臨むにあたっては、準備として自分のなかに「方向」＝「ねがい」を明確にしておくことが、とても大切になることがわかっていただけると思います。

教育的なかかわりの場に臨む準備

　では、どのような準備が、自己の教育的なかかわりの「方向」を明確にすることにつながるのでしょうか。
　このことについては、すでに第4章で、「『ねがい』が生まれるために」（p.85）として詳しくお話ししたつもりです。ただ、「授業デザインの6つの構成要素」については紹介にとどめてありました。そこで以下では、この「授業デザインの6つの構成要素」についてもう少しお話ししておきたいと思います。
　図5[*16]は、藤岡完治によって提案された「授業デザインの6つの構成

図5　授業デザインの6つの構成要素

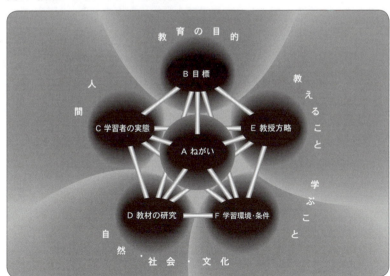

要素」です。この図を見ると、「ねがい」を中心に「目標」「学習者の実態」「教材の研究」「学習環境・条件」「教授方略」という6つの構成要素が、相互につながりあっている様子がわかると思います。

　皆さんには聞き慣れないことばがあるかもしれませんが、「学習者の実態」というのは、前稿でも詳しくお話しした対象理解のことだと思ってもらえればイメージしやすいと思います。「目標」は皆さんにとっても身近なことばだと思いますが、ここでは学習者がどんなことを具体的に学んだり、身につけたりするのかという意味で、授業や教育的なかかわりの目標を表しています。「教材の研究」というのは教育用語ですが、教える人として、これから自分が教える内容についての自分自身の学習だと理解してもらえればよいと思います。これから行う授業や教育的なかかわりをとおして学習者にどんな看護が学ばれるのかを吟味しておくことはもちろん、人に何かを教える以上、嘘を教えるわけにはいきませんから、自分自身のもっている知識や技術の確認も含めて、教える内容についての理解を深めておくのが「教材の研究」だといってもよいでしょう。「学習環境・条件」というのは、どのような環境や条件のなかで学習がなされるかということですから、看護でも環境に配慮することが大切であることを思い出してもらえればイメージしやすいと思います。「教授方略」については独特な教育用語ですから難しく感じられるかもしれませんが、簡単にいえば、どのように教えるのか、どんなふうに学んでもらうのかといった、具体的な方法や手立てのことを指しています。

　「『人を育てる』という意味においては、講義や演習、臨地実習に限らず、学生や新人、スタッフに対する指導場面は、すべて『授業』であり、『教育的なかかわり』の場」（p.62）であることについては前にお話ししました。つまり、図5は、6つの構成要素がどれ1つ欠けることなく相互につながり合うことで、授業や教育的なかかわりの場が成り立っていることを表しているのです。

　この6つの構成要素を意識しながら、相互のつながりを検討していくことで、自分の実現したい教育的なかかわりの「方向」を明確にすると

ともに、学習者にとって少しでも意味ある経験の場を創り出せるように心を砕いていくのが授業デザインです。

　6つの構成要素による授業デザインの基本的な考え方や具体的な進め方については、拙著『看護教育を創る授業デザイン』[*17]と『看護の学びを支える授業デザインワークブック』[*18]に詳しいので、ここでは割愛しますが、教育的なかかわりの場に臨む準備として、皆さんも授業デザインに取り組んでみてはいかがでしょうか。

　実際、看護学校や院内研修などで行われる講義や演習のデザインだけではなく、看護学生に対する実習指導はもちろん、新人看護師やスタッフへの個別指導についても、授業デザインをとおして自分自身の「方向」すなわち「ねがい」を明確にしてから教育的なかかわりを開始するという取り組みが、全国各地でなされるようになってきています。

　リアルタイムで変化する場のなかで、しっかりとした"ぶれない軸"として自分なりの「方向」＝「ねがい」をもてるということは、教える人としての安心とゆとりにつながることはもちろんです。けれども、同時にそれは学習者にとっての安心だけではなく、教える人への信頼にもつながるはずなのです。このようなところにこそ、教えることの基本となるものがあるのだといってもよいでしょう。

Column ｜ "他人事"の教えるから、"自分事"の教えるへ

　ある病院で、新人研修の担当者を対象とした研修会にかかわったときのことです。この病院では、経験を積んだ看護師が、毎年交代で新人研修の講義・演習を分担することになっていました。どの担当者も前年度の講義資料を引き継いで、それをなぞればよいと考えていてまるで"他人事"のようでした。しかし、授業デザインに取り組んでもらったところ変化が見られるようになりました。「ねがい」が明確になるにつれ、自分が行う研修にこだわりが生まれ、なかには市販のDVD教材では自施設の状況に合わないと言い出して、DVD教材を自作する人まで現れました。さらに実施後の振り返りでは、「来年もやらせてほしい」「リベンジしたい」という声も多数聞かれました。「ねがい」が教えるということを"自分事"へと変えたのでしょう。

引用・参考文献

*1 目黒悟：学生が看護を学ぶとはどのようなことなのか，屋宜譜美子，目黒悟編：教える人としての私を育てる；看護教員と臨地実習指導者，医学書院，2009，p.50.
*2 藤岡完治：関わることへの意志；教育の根源，国土社，2000，p.84-95.
*3 目黒悟：看護教育を拓く授業リフレクション；教える人の学びと成長，メヂカルフレンド社，2010，p.135-138.
*4 目黒悟，永井睦子：学ぶこと・教えることの本質を問い直す；第6回 看護の学びを支援するとはどのようなことなのか，看護展望，37（5），2012，p.74-79.
*5 藤岡完治，目黒悟：臨床的教師教育の考え方とその方法，屋宜譜美子，目黒悟編：教える人としての私を育てる；看護教員と臨地実習指導者，医学書院，2009，p.37.
*6 アーネスティン・ウィーデンバック著，外口玉子，池田明子訳：改訳第二版 臨床看護の本質；患者援助の技術，現代社，1984，p.15.
*7 ヴァージニア・ヘンダーソン著，湯槇ます，小玉香津子訳：看護の基本となるもの，日本看護協会出版会，1995，p.19.
*8 前掲書*7，p.19.
*9 前掲書*7，p.19.
*10 藤岡完治：関わることへの意志；教育の根源，国土社，2000.
*11 前掲書*6，p.15.
*12 森有正：経験と思想，森有正全集12，筑摩書房，1979，p.9.
*13 前掲書*5，p.37.
*14 森有正：思索と経験をめぐって，講談社学術文庫，1976，p.51.
*15 前掲書*7，p.20.
*16 藤岡完治：学ぶことと教えること；授業における経験とその意味．教育メディア研究 学校教育とコンピュータ，藤沢市教育文化センター，1992，p.154.
*17 目黒悟：看護教育を創る授業デザイン；教えることの基本となるもの，メヂカルフレンド社，2011.
*18 目黒悟，永井睦子：看護の学びを支える授業デザインワークブック；実りある院内研修・臨地実習・講義・演習に向けて，メヂカルフレンド社，2013.

第 6 章
教えることをとおして自分も育つ

CHAPTER 6-1 教える人としての学びと成長に向けて

自己の教育的なかかわりに学ぶ

　本書では、教育的なかかわりの本質を問い直すことをとおして、教えることの基本となるものを明らかにしてきました。この最後の章では、教える人としての学びと成長について考えておきたいと思います。

　第3章では、「教育」についての学びは、教育について語られたり書かれたりしたことを何でも鵜呑みにしてしまうのではなく、自分のなかに豊かに「教育観」を育てていくことが大切であるということを詳しくお話ししました。けれども、教える人としてのさらなる学びや成長に向けては、「自己の教育的なかかわりに学ぶ」ということがとても大切になってきます。それは、教える人としての自分自身の学びや成長にとどまらず、目の前の新人やスタッフ、学生への教育的なかかわりをよりよいものにしていくことにもつながるからです。

再びナイチンゲールに学ぶ

　とはいえ、ひとくちに「自己の教育的なかかわりに学ぶ」とはいっても、それがどのようなことなのかはイメージしにくいかもしれません。そこで、ナイチンゲールの次のことばに耳を傾けてみてください。

　「自分のことを『私はいまや「完全」なそして「熟練」した看護婦であって、学ぶべきことはすべて学び終えた』と思っているような女性は、《看護婦とは何か》をまったく理解していない人であり、また《これから

も》絶対に理解することはないでしょう。彼女はすでに退歩して《しまっている》のです。うぬぼれと看護とが、ひとりの人間の中に同居することはできません。それは真新しい布ぎれで古い着物につぎ当てができないのと同じことです。優れた看護婦は何年仕事をつづけていても『私は毎日何かを学んでいます』と言うものなのです』*¹。

　このことばは、1872年5月にロンドンで書かれたものですが、皆さんはどのような感想をもたれたでしょうか。ここでもやはりナイチンゲールは時空を超えて、今もなお変わることのない本質を言い当てているのだと思います。きっと皆さんの多くも、今に通じる大事なことを言われているように感じられたのではないでしょうか。

　しかし、あらためてよく考えてみると、ナイチンゲールが「私は毎日何かを学んでいます」と言うときの学びとは、どのような意味での学びなのでしょうか。

　以前、ある看護管理者研修で同様の質問をしたところ、大勢の受講者が一斉にジェスチャーで、「ここ！」と床を指さしたことがありました。きっと、その人たちは「研修で毎日ここに来て学んでいる」と言いたかったのでしょう。けれども、ナイチンゲールの時代に今のような管理者研修があったとは考えられません。では、いったいナイチンゲールが言っている学びとは、どのような学びなのでしょうか。

　「看護師は生涯学び続ける存在である」ということは、よく言われることですが、管理者研修だけでなく、近年では認定看護師や専門看護師など、自己のキャリア開発との関連で学びがとらえられる傾向にあるように思います。しかし、ナイチンゲールの言っている学びが、そうしたものではないことは明らかです。"目の前の患者とのかかわりに学ぶ""自分の行った看護に学ぶ"――、それが「私は毎日何かを学んでいます」と言うときの「学び」の本当の意味であったはずなのです。

　いかがでしょうか。「看護」と「教育」の同形性という本質に立って考えると、「自己の教育的なかかわりに学ぶ」ということが、ナイチンゲールの言う「学び」と大いに共通することがわかるのではないかと思いま

1　教える人としての学びと成長に向けて

す。すなわち、"目の前の学習者とのかかわりに学ぶ""自分の行った指導に学ぶ"――、それが「自己の教育的なかかわりに学ぶ」ということの意味なのです。

教える人の学びの特徴

　教える人の学びの特徴については、看護師の学びにも共通する「実践家の学び」として、別のところ[*2]で詳しくお話ししたことがあります。そこで取り上げたのは、次の3つでした。

- 答えは自分の実践の外にではなく、自分の実践のなかにある
- 自分のもっている枠組みを問い直す
- 「臨床の知」の獲得

　「自己の教育的なかかわりに学ぶ」ということがどのような学びなのか、ここからは教える人の学びの特徴と重ねて考えてみることで、より理解を深めていただければと思います。

▶ 答えは自分の指導場面のなかにある

　自分と相手とのかかわりによる"変化"が「相互性」の場の前提であることを踏まえると、看護と同様に、そこでの指導があらかじめ用意されたノウハウやマニュアルに馴染みにくいことや、指導の「よさ」が、その時その場の相手とのかかわりのなかで、常に「よりよさ」として追究されるものであることが、容易に想像できるのではないかと思います。

　しかも、新人やスタッフ、学生など、目の前の学習者に合った指導を追究しようとすれば試行錯誤は欠かせませんし、まして、相手には一人ひとり個別性があるわけですから、いくら文献を紐解いても、自分の指導をよりよいものにするための答えがそう簡単に見つかるわけではあり

ません。ですから、教育的なかかわりの場を「相互性」の場としてあるがままに引き受けようとするならば、答え（手がかり）は、自分の指導場面の外にではなく、自分の指導場面のなかにあると考えるほうがずっと自然なことなのです。

　自分の指導場面のなかで何が起きているのかを確かめ、そこで得た気づきを手がかりに、次の指導へと、さらに今後の教育的なかかわりへとつなげていくということ——。それは、第4章でお話しした「フィードフォワード」（p.78）の考え方にも大いに通じるものだといえるでしょう。このような教える人としての学びが、目の前の新人やスタッフ、学生への教育的なかかわりをよりよいものにすることへと具体的に結びついていくのです。

▶ 自分のもっている枠組みを問い直す

　私たちは常に自分のもっている何らかの枠組みをとおしてしか、対象を把握することはできません。それは、自分のなかに育てていく「教育観」や「看護観」とも分かちがたく結びついているものですが、教える人として経験を重ねるということは、一方で、自分の対象を見る見方が凝り固まってしまうということと背中合わせかもしれません。

　たとえば、コブラ先生（p.70）のように「まったくも〜、いまどきの学生は〜」というのは典型例でしょう。互いに相手を感じて動いているという「相互性」の場では、自分が見ている目の前の対象を、自分自身がつくり出している可能性も十分にあるわけですから、時には自分のもっている枠組みを問い直してみる機会をもつことはとても重要です。

　ある意味、自分の枠組みが凝り固まってしまうということは、そこで自分自身の成長も止まってしまうということです。自分の枠組みを確かめてみて、もし気になるようなら学生や新人を「次からはもう少し別の角度から見るようにしてみよう」といったように、自分の枠組みをもっと柔軟にしたり、別のものにつくり変えたりする努力ができるとした

ら、その人はいくつになっても、みずみずしく成長していくことができるといえるでしょう。

このように、対象を見る見方や、教育や看護についての考え方など、自分のもっているさまざまな枠組みを問い直す機会をもつことは、教える人としての成長にとどまらず、人間的な意味での自分自身の成長にとっても欠かせないものです。また、こうした学びは、教える人として、あるいは看護師として、経験を積めば積むほど、よりいっそう重要性を増してくるといってもよいでしょう。

▶「臨床の知」の獲得

実践のなかで生きて働く知恵や技を「臨床の知」と呼ぶことは、第5章ですでにお話ししました（p.100）。そこでも例にあげたように、ベテランナースが素晴らしいことができているにもかかわらず、それをなかなか自覚できないのも「臨床の知」の特徴の一つでした。つまり、目の前の対象とかかわるなかで自分自身の身体に獲得され、実践のなかで無理なく自然な振る舞いとして体現される「臨床の知」は、たとえどんなに素晴らしいことが実践のなかでできていたとしても、それを本人が意識的に行ったり、ことばで説明したりするのには大きな困難が伴うものなのです。看護技術のどれもがこのような「臨床の知」に裏打ちされたものであるように、実は教育的なかかわりの場で生きて働く教育技術の一つ一つも、そうした「臨床の知」という性格をもっています。

ですから、看護と同様に"不足の指摘文化"のなかで日頃の教育的なかかわりが行われているのだとしたら、おのずと自分にできていることよりも、足りないところにばかり目がいってしまいがちなのもわかるような気がします。

こうしたことから、ここで「臨床の知」の獲得といったときの「獲得」には二重の意味があることになります。つまり、1つ目は対象とかかわるなかで自分自身の身につけられていくという意味での「獲得」。もう1

つは、対象とかかわるなかで自分自身にできていることとして自覚されるという意味での「獲得」です。教える人の学びとしてここで大切にしたいのが、この後者の意味での「臨床の知」の獲得なのです。

　読者の皆さんも、日々、不安や戸惑いのなかで教育的なかかわりを行っている方が少なくないのではないでしょうか。けれども、時には立ち止まって、自分にできていることを確かめる機会をもってみてください。自分にできていることの自覚化は、それまでなんとなくできていたことを、次からは意識的に取り組めるようにしてくれるかもしれませんし、何よりもそれは教える人としての自分自身の「自信」へとつながっていくはずです。

　教育的なかかわりの場は「相互性」の場なのですから、不安や戸惑いを抱えた人にかかわられるようでは相手も不安な気持ちになってしまいます。教える人が「自信」をもってかかわってくれれば、相手も安心して学ぶことができるようになるのはいうまでもないことでしょう。

　さらに、自分にできていることを自覚化するということは、教える人としての自分自身の成長を実感する機会となるばかりか、自分自身が身につけた「臨床の知」の幾分かをことばにできるようになるという意味で、それを仲間と分かち合うことを可能とし、教える人として共に成長していくことにもつながっていくのです。

教える人の学びと成長を支えるために

　教える人の学びの特徴を見てきましたが、「自己の教育的なかかわりに学ぶ」ということについて理解を深めていただくことはできたでしょうか。このような教える人の学びと成長を支えるのが、すでに多くの皆さんに取り組んでいただいている「授業リフレクション」[*3]です。

　次のページの図は、授業リフレクションの営みを表したものです。この図をご覧になっていただければ、自分と相手とのかかわりのなかで起きていることを振り返って確かめてみることで、自分のなかに起きる気

図　教える人の学びと成長を支える授業リフレクション

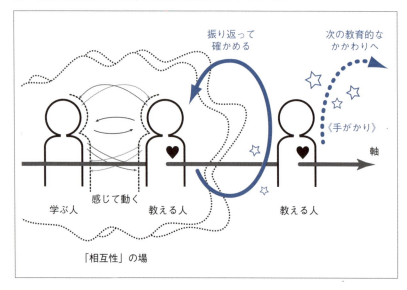

づきを手がかりに、次の教育的なかかわりへと臨んでいく様子がわかるのではないかと思います。とりわけ、この「振り返って確かめる」というところを支援するのが、私たちの「授業リフレクション」なのです。

「授業リフレクション」の基本的な考え方と具体的な方法については、拙著『看護教育を拓く授業リフレクション』[*4]に詳しいので、そちらをご覧になっていただければと思います。

　多忙な日常のなかでは、自分の行った指導を振り返る暇もなく、次の指導へと向かわざるをえないのが現実なのではないでしょうか。「自分の指導はこれでよかったのか」「もっと別のかかわりがあったのではないか」といった不全感やわだかまりを残しながら「教育」の役割を担っている人も少なくないでしょう。ですから、時には立ち止まって、「授業リフレクション」に取り組む機会をもつことがとても大切になってくるのです。自己の教育的なかかわりに学び、教えることをとおして自分も育つ――。皆さんもぜひ一度取り組んでみてはいかがでしょうか。

共に学び、共に育つ、実践家の共同体へ

仲間と共に成長する

　「臨床の知」の獲得のところでお話ししたように、それを仲間と分かち合っていくことは、教える人として共に成長していくことにもつながります（p.140）。「自己の教育的なかかわりに学び、教えることをとおして自分も育つ」ということの大切さについてはすでにお話ししたとおりですが、多忙な日常のなかでは、それを1人で行っていくのには困難がつきまとうものです。ですから、気心の知れた同僚とグループをつくって、あるいは、院内の研修に積極的に位置づけるなどして「授業リフレクション」に気軽に取り組むことができるようになるとよいでしょう。

　実際、プリセプターや教育担当者を対象とした院内研修の場で授業リフレクションに取り組む例も増えてきています。また、実習指導者と看護教員が自主的に授業リフレクションを行ったり、病院や看護学校が主催して定期的に自分たちの実習指導を振り返る機会を設けたりしている例も少なくありません。

　さらに近年では、「授業デザイン」をとおして「ねがい」が明確になっていればこそ、授業リフレクションによって得られた気づきも、より具体的な手がかりとなって次の教育的なかかわりに結びついていくということが知られるようになったことで、院内研修や新人・スタッフへの教育的なかかわりや看護学生の実習指導についても、授業デザインと授業リフレクションを取り入れる地域や施設が生まれ始めています。

　このように、教える人が仲間と共に学び、共に育っていけるような機

会が、全国に広がっていくことは大変喜ばしいことだと思います。1人でも多くの人が自分自身を教える人として豊かに育てていけることが、自分の目の前の新人やスタッフ、学生への教育的なかかわりを豊かにしていくことへとつながっていることはいうまでもないでしょう。

「個別性」ということばの意味を再確認する

　皆さんの病院や施設、あるいは学校を、共に学び、共に育つ、実践家の共同体にしていくためには、互いが看護を中心につながり合い、さまざまな学びの機会を通じて、互いが看護の実践家としての成長を実感できるようになることが大切だと思います。そこで極めて重要になってくるのが「教育」なのだと思いますが、これまで本書で見てきたように、相手を自分の思いどおりに変えようとする「盆栽づくり」や、上から目線で相手にかかわっていくような「教育」を続けているようでは、実践家の共同体とはほど遠いものになってしまうでしょう。

　ですから、1人でも多くの実践家が元気になれるような「共育」へと私たちが踏み出していくためにも、本書の最後にもう一度、「個別性」ということばの意味を再確認しておきたいと思います。

▶ 一人ひとりが違うからこそ…

　これまでも折々に述べてきたように、一人ひとりの患者に「個別性」があるように、教える人として自分自身のかかわる新人やスタッフ、学生一人ひとりにも「個別性」があることはもちろんです。ですから、「いまどきの新人は…」「学生は…」などといった先入観や偏見をもって対象を見てはいけないことはいうまでもありません。

　また、実習指導者やプリセプター、教育担当者など、さまざまな教育の役割を担った皆さん一人ひとりにも「個別性」があるのは当然のことです。管理者のなかには、自分と同じものの見方、考え方、感じ方のス

タッフでチームをつくったほうが仕事がしやすいと考える人もいるようですが、そうした考え方は間違っていると思います。

　想像してみてください。チームのメンバー全員が、自分と同じものの見方、考え方、感じ方だったとしたらどうでしょう。私だったら不気味に感じてしまいますし、もし何か予期せぬ問題に直面したとしても、自分が思いつく以外の打開策は生まれないような弱いチームになってしまいます。ですから、その反対に自分とは異なるものの見方、考え方、感じ方の人たちとチームが組めるとしたら、さまざまな打開策も生まれてくるでしょうし、自分にはない見方にふれて、自分の視野を広げさせてくれることにもなるでしょう。つまり、一人ひとりに「個別性」があって、一人ひとりがみんな違うからこそ、私たちはチームとして看護や教育にあたる意味があるということなのです。

　ですから、その人が個別具体的な人間として大切にされ、その人のよさが十分に発揮されるような教育、すなわち「共育」が実現できたらどれほど素敵か、皆さんにもわかっていただけるのではないかと思います。

▶ 新人やスタッフ、学生と共に成長する！

　これまでの「看護の経験」の上に、今ここでの「看護の経験」、さらに未来の「看護の経験」をつむいでいくのは、ほかならない自分自身です。皆さんは、そうした経験の上に、これから「看護を教える人としての経験」をつむいでいくことになるのだと思います。

　あくまでも学びは個人のなかに起きることなのかもしれませんが、それは仲間とのかかわりのなかでより豊かなものにしていくことができるはずです。教えるということは、相手からもさまざまなことを学ばせてもらうことでもあるのですから、看護師として、教える人として、新人やスタッフ、学生と共に成長することができたら、豊かな実践家の共同体を築くことも決して夢ではないと思います。看護の豊かさは教育の豊かさです。豊かな看護、そして豊かな教育を育んでいきましょう。

引用・参考文献
* 1 フロレンス・ナイチンゲール著，湯槇ます監修，薄井坦子，他編訳：看護婦と見習生への書簡（1）．ナイチンゲール著作集，第三巻，現代社，1977，p.263-264．
* 2 目黒悟：看護教育を拓く授業リフレクション；教える人の学びと成長，メヂカルフレンド社，2010，p.132-138．
* 3 前掲書＊2
* 4 前掲書＊2

●索引●

■あ行

ありたい自分の姿 ……………… 84, 86
一回性 ………………………………… 63, 74
イメージマップ ……………………… 3, 8
(アーネスティン・) ウィーデン
　バック ……………………… 116, 120
上から目線のかかわり ……………… 23
援助へのニード ……………………… 116
教える ……………………………… 29, 30
教える人 …………………………… 26, 29
教える―学ぶの関係 …………… 30, 87

■か行

関わることへの意志 ……………… 118
学習環境・条件 ……………………… 132
学習者の実態 ………………………… 132
学習性無力感 ………………………… 101
かけがえのない臨床経験 …………… 83
価値の押しつけ ……………………… 96
看護覚え書 …………………………… 44
看護管理者研修 …………………… 54, 81
看護観 …………………… 49, 83, 108, 139
看護技術 ……………… 71, 72, 80, 140
看護基礎教育 …………………… 57, 60
看護教員養成講習会 ………… 2, 14, 82
看護実践能力 ………………………… 45
看護実践の本質 ……………………… 46
「看護」と「教育」の同形性
　………………………………… 42, 64, 137

看護と業務の違い …………………… 46
看護の基本となるもの …… 117, 128
看護の経験 …………………………… 145
看護の志 ……………………………… 99
患者の尊厳 …………………………… 21
技術演習 ……………………………… 37
義務教育 ……………………………… 19
共育 ……………………………… 111, 114
教育観 ……………………………… 51, 52
教育技術 ……………………………… 140
「教育的なかかわり」の場 ………… 62
教育的なかかわりの「方向」
　……………………………………… 86, 129
教育的なかかわりの本質
　……………… 3, 28, 108, 117, 120, 136
教育内容への誘導 ………… 94, 95, 97
教育の原体験 ………………………… 22
教育方法 ……………………… 41, 52, 87
教材の研究 …………………………… 132
教授方略 ……………………………… 132
経験 …………………… 9, 32, 109, 113, 114,
　　　　　　　　　　　　125, 139, 145
経験の意味づけ ………………… 126, 127
傾聴 …………………………………… 117
「権力」と「権威」の履き違え
　………………………………………… 27
コブラ先生 ……………………… 70, 139
個別性 …………………… 12, 33, 144
個別性のある看護 …………………… 51

索引　147

■さ行

自覚化 ……………………………… 141
自信 ………………………………… 141
実習指導 ………………… 62, 94, 133, 143
実習指導者講習会 ………………… 2, 14
実践家 ……………………………… 53
実践家の共同体 ……………… 114, 143
実践家の魂 ………………………… 54
実践家のまなざし ………………… 56
実践的な問い ……………………… 46
実践の世界 ………………………… 75
指導が指導になるとき・ならない
　とき ……………………… 92, 93, 125
自分の枠組み ……………………… 139
授業 …………………… 62, 82, 132
授業デザイン ………………… 133, 143
授業デザインの6つの構成要素
　……………………………… 86, 131
授業リフレクション ……………… 141
準備としての教育 ………………… 18
新人看護職員研修ガイドライン
　……………………………………… 71
新人教育 ………………… 4, 19, 40,
成功体験 …………………………… 41
相互性 ………………………… 63, 65
卒後教育 …………………………… 60

■た行

対象理解 ……………………… 116, 117
対等な目線 ………………………… 28
対話 …………………………… 34, 35
伝える ……………………………… 29

（ジョン・）デューイ …… 18, 19, 20
独話 ………………………………… 34

■な行

（フローレンス・）ナイチンゲール
　………………………… 27, 44, 53, 136
慣れ ………………………… 113, 114
ニード ……………………………… 88
ねがい …… 83, 124, 129, 133, 143

■は行

反省 ………………………………… 79
反復練習 …………………………… 80
反面教師 …………………………… 12
皮膚の内側に入り込む …………… 117
フィードバック ………… 75, 82, 98
フィードフォワード …… 78, 82, 139
藤岡完治 …………………………… 8, 131
「不足」に気づかせる ……………… 104
「不足」の指摘 ……………………… 98
不足の指摘文化
　……………………… 98, 101, 103, 140
ぶれない軸 ………………………… 133
変化
　…… 7, 36, 52, 57, 63, 66, 129, 138
（ヴァージニア・）ヘンダーソン
　………………………… 117, 118, 128
方向 ………………… 63, 83, 124, 129
ほめて育てる ……………………… 40
盆栽づくり …………… 108, 114, 144

■ま行

マインドリーディング	105
まなざし	56, 85
学びの形	126
学びの軌跡	124
学びの主体	96
無力なものへの指導	20
目標	132
森有正	125, 127

■や行

役割としての「教育」	2
有言実行	15

■ら行

臨床看護の本質	116, 120
臨床経験	32, 44, 83, 85, 112
臨床的教師教育	83
臨床の知	100, 138
「臨床の知」の獲得	140
臨床の場	73, 92, 110, 129
臨地実習	49, 57, 62, 63, 65, 82, 84, 92, 94
倫理的な問い	109, 126

目黒　悟（Satoru Meguro）

元藤沢市教育文化センター主任研究員

多摩美術大学附属多摩芸術学園映画学科卒業。1986年より2020年3月まで藤沢市教育文化センターに所属。故藤岡完治と構想した「教育実践臨床研究」の推進とそれを支援する「臨床的教師教育」を実践。日々、小・中・特別支援学校や看護師養成機関の先生方、臨床で現任教育を担当されている方々と一緒に、授業者と学習者の「経験」を大切にした授業研究に取り組むとともに、全国各地で講演や研修を行っている。目下の関心は、何よりも実践家が元気になれる世の中にすること。
主な著書に『看護教育を拓く授業リフレクション──教える人の学びと成長』（メヂカルフレンド社）、『看護教育を創る授業デザイン──教えることの基本となるもの』（同）『看護の学びを支える授業デザインワークブック──実りある院内研修・臨地実習・講義・演習に向けて』（同）、『臨床看護師のための授業リフレクション──輝く明日の看護・指導をめざして』（同）、編著書に『教える人としての私を育てる──看護教員と臨地実習指導者』（医学書院）、『豊かな看護教育を創る授業デザイン・授業リフレクションの実際【講義・演習編】【臨地実習編】』（メヂカルフレンド社）などがある。

教えることの基本となるもの
「看護」と「教育」の同形性

定価（本体2,000円＋税）

2016年 8 月18日　第 1 版第 1 刷発行
2025年 1 月31日　第 1 版第 9 刷発行

著　　者　　目黒　悟 ©　　　　　　　　　　　　　　　〈検印省略〉
発行者　　亀井　淳
発行所　　株式会社 メヂカルフレンド社

〒102-0073　東京都千代田区九段北 3 丁目 2 番 4 号
麹町郵便局私書箱48号　電話（03）3264-6611　振替00100-0-114708
https://www.medical-friend.jp

Printed in Japan　落丁・乱丁本はお取り替えいたします　ISBN978-4-8392-1610-8　C3047
DTP／㈲マーリンクレイン　印刷／大盛印刷㈱　製本／㈱村上製本所　　　　　　104025-085

- ●本書に掲載する著作物の著作権の一切〔複製権・上映権・翻訳権・譲渡権・公衆送信権（送信可能化権を含む）〕は、すべて株式会社メヂカルフレンド社に帰属します。
- ●本書および掲載する著作物の一部あるいは全部を無断で転載したり、インターネットなどへ掲載したりすることは、株式会社メヂカルフレンド社の上記著作権を侵害することになりますので、行わないようお願いいたします。
- ●また、本書を無断で複製する行為（コピー，スキャン，デジタルデータ化など）および公衆送信する行為（ホームページの掲載やSNSへの投稿など）も、著作権を侵害する行為となります。
- ●学校教育上においても、著作権者である弊社の許可なく著作権法第35条（学校その他の教育機関における複製等）で必要と認められる範囲を超えた複製や公衆送信は、著作権法に違反することになりますので、行わないようお願いいたします。
- ●複写される場合はそのつど事前に弊社（編集部直通 TEL03-3264-6615）の許諾を得てください。